FONDAMENTI DI PROCEDURE BASATE SU FILI E CATETERI

PER

Principianti e personale di periprocedurale

AF874252

PRIMA EDIZIONE

ISIBOR ARHUIDESE, MD MPH

International Standard Book Number (ISBN): 978-1-7363767-4-4

Numero di controllo della Biblioteca del Congresso: 2021913548
Library of Congree Control Number: 2021913548

L'autore e gli editori accolgono volentieri feedback, domande o commenti sul contenuto e sull'applicazione. Per commenti, domande, vendite, acquisti all'ingrosso, richieste di ristampa o permessi di utilizzo del materiale di questo libro contattare: the.endo.book@gmail.com

Avvisi

Le informazioni e le migliori pratiche in questo campo vengono costantemente aggiornate. Man mano che l'esperienza e la ricerca espandono la nostra conoscenza, può essere necessario attuare dei cambiamenti nella pratica clinica e nella terapia. I professionisti devono fare affidamento sulla propria esperienza e conoscenza. Tenete sempre bene a mente la sicurezza vostra e degli altri, compresi quelli per i quali avete una responsabilità professionale quando implementate nella vostra pratica clinica uno qualsiasi dei metodi descritti in questo libro.

Per quanto riguarda i dispositivi e i prodotti descritti nel seguente libro, i lettori sono invitati a controllare le informazioni più aggiornate fornite dal produttore di ciascun prodotto. Si consiglia di verificare le indicazioni, le modalità d'uso e le controindicazioni prima di utilizzare qualsiasi prodotto o trattamento.

È responsabilità dei medici, basandosi sulla propria esperienza e conoscenza dei pazienti, fare diagnosi, determinare il miglior trattamento per ogni paziente e prendere tutte le precauzioni appropriate per quanto riguarda la sicurezza.

Nella misura massima consentita dalla legge, gli editori, gli autori, i collaboratori e i redattori non si assumono alcuna responsabilità per lesioni e/o danni a persone o proprietà come una questione di responsabilità del prodotto, negligenza o altro, o da qualsiasi uso o funzionamento dei metodi, prodotti, istruzioni o idee contenute nel materiale allegato.

Dedicato ai miei genitori James e Veronica Arhuidese per aver dato priorità alla disciplina e al duro lavoro e per averci amato, insegnato e corretto in un modo che nessun altro può.

E

A coloro che capiscono che il trasferimento di conoscenze o abilità può essere privo di umiliazione. Ai giganti sulle cui spalle ci troviamo e a quelli che ci ispirano ad essere giganti.

IJA
Maggio 2021

Un ringraziamento speciale al Dr. Murray L. Shames per aver fornito una revisione esperta dei contenuti di questo libro. Così come ai miei insegnanti e al personale periprocedurale che condividono con me la scienza e l'arte delle procedure di successo.

Grazie a Dr. Filippo Familiari per l'eccezionale aiuto con la traduzione

Premessa

Negli ultimi quattro decenni si è verificato un cambiamento drastico nell'evoluzione delle terapie minimamente invasive. L'efficienza e la precisione richieste per eseguire in sicurezza queste procedure, insieme al flusso di personale e di esperienza, solleva la necessità di testi di riferimento per i partecipanti a tutti i livelli.

Fondamenti di Procedure Basate su Fili e Cateteri per Principianti e Personale periprocedurale soddisfa una lacuna essenziale nel materiale di insegnamento e di riferimento per tecnici, infermieri e altro personale periprocedurale che contribuisce al successo di queste procedure. Il contenuto serve anche come un prezioso abbecedario per i tirocinanti che possono continuare a cercare conoscenze o abilità dettagliate.

Con l'aiuto di diagrammi e in un modo facile da capire, il dottor Arhuidese descrive i concetti che aumentano la sicurezza e il successo di queste procedure minimamente invasive a beneficio dei pazienti. Questo libro è un must da leggere per tutto il personale periprocedurale e tirocinante.

Murray L Shames, MD DFSVS
Professore di chirurgia vascolare e radiologia
Capo, Divisione di Chirurgia Vascolare
Università della Florida del Sud, Morsani College of Medicine
Presidente dell'Associazione dei direttori dei programmi di chirurgia vascolare

Tabella dei contenuti

Capitolo 1

INTRODUZIONE

Il numero e la complessità delle procedure basate sul catetere per la diagnosi e il trattamento dei disturbi del sistema cardiovascolare sono aumentati nel tempo. L'invecchiamento della popolazione e i progressi tecnologici suggeriscono che la tendenza persisterà. Di conseguenza, il numero di personale incaricato di eseguire queste procedure è in aumento. Inevitabilmente, i neofiti devono imparare il mestiere per progredire e soddisfare la domanda. Anche il personale peri-procedurale deve avere familiarità con la procedura e i dispositivi.

Il sistema cardiovascolare è pressurizzato e ricco in liquidi e gli organi terminali si basano sulla sua continuità. Pertanto, le procedure basate sull'utilizzo del catetere devono essere precise ed efficienti per ridurre al minimo gli eventi avversi, che possono essere fatali. Queste procedure coinvolgono più parti mobili che richiedono un lavoro di squadra coordinato. Per il principiante, comprendere i componenti - cosa fare e cosa non fare - può essere impegnativo. In effetti, la curva di apprendimento è ripida e carica di ansia. Le procedure che coinvolgono l'attraversamento del sistema cardiovascolare basato su filo e catetere sono comunemente eseguite nei settori endovascolare, cardiologia interventistica o radiologia interventistica. C'è una scarsità di testi di riferimento e variabilità nell'esperienza di apprendimento precoce per principianti e personale che possono essere in grado di assistere con il recupero, la preparazione, lo scambio o altre parti della procedura del dispositivo. Tuttavia, le loro azioni pesano immensamente sulla sicurezza, l'efficienza e il successo della procedura.

Questo libro fornisce un'introduzione concisa alle procedure basate su filo e catetere del sistema cardiovascolare. Descrive i concetti generali e alcune delle attrezzature e degli strumenti comunemente utilizzati. Una buona comprensione del contenuto prepara il lettore all'apprendimento pratico e riduce la ripidita' della curva di apprendimento. L'esperienza ha dimostrato che il personale che capisce perché le cose vengono fatte è in una posizione migliore per anticipare e prepararsi per potenziali passi successivi, per adattarsi quando il tempo o gli obiettivi cambiano e, in ultima analisi, per svolgere il proprio ruolo in una procedura sicura e di successo.

Capitolo 2

POSIZIONE, PERSONALE E ATTREZZATURE

Le procedure basate su filo e catetere che comportano l'accesso e l'attraversamento del sistema vascolare vengono eseguite nelle seguenti impostazioni:

- La suite di cardiologia endovascolare, interventistica o radiologia interventistica
- La sala operatoria
- La sala operatoria ibrida

Esiste un certo grado di sovrapposizione perché queste posizioni supportano le risorse necessarie per un attraversamento sicuro ed efficiente del sistema cardiovascolare, tuttavia, ognuna ha caratteristiche uniche.

Suite endovascolare, radiologia interventistica o cardiologia

Questa suite supporta l'accesso a base di ago (percutaneo) del sistema vascolare senza la necessità di un'incisione o di un "taglio". Queste sale supportano anche procedure di radiologia interventistica che possono comportare o meno l'ingresso programmato nel sistema vascolare. Quando viene definita la suite di cardiologia interventistica, o più comunemente il "laboratorio di cateterizzazione", la suite è su misura per supportare la cateterizzazione cardiaca e altre procedure cardiache minimamente invasive. La suite di radiologia endovascolare, interventistica o cardiologia può trovarsi in un ambulatorio, un centro di chirurgia ambulatoriale o in un ambiente ospedaliero. La maggior parte delle procedure eseguite in queste strutture vengono eseguite senza la necessità di anestesia generale. Tuttavia, essa può essere praticata se necessario.

Sala Operatoria

La sala operatoria è la sede tradizionale per procedure che comportano un'incisione e possono supportare forme di anestesia profonda. Apparecchiature mobili come la fluoroscopia portatile (*C-arm*) e il tavolo compatibile con la fluoroscopia consentono l'esecuzione di procedure endovascolari in sala operatoria. Le procedure eseguite in questa struttura possono essere esclusivamente a base di filo e catetere o possono essere in aggiunta all'intervento chirurgico aperto.

Suite ibrida operativa e minimamente invasiva

La complessità delle procedure cardiache endovascolari e minimamente invasive è aumentata nel tempo. La suite ibrida si è evoluta per soddisfare le esigenze ergonomiche di queste procedure. Diverse condizioni che in precedenza venivano trattate solo con chirurgia a cielo aperto ora hanno alternative basate su filo e catetere per il loro trattamento. In alcuni casi, il rischio di conversione in chirurgia a cielo aperto è elevato, da qui la necessità di eseguire l'alternativa minimamente invasiva in un ambiente in grado di supportare la chirurgia a cielo aperto. La suite ibrida è così chiamata perché ha funzionalità complete di sala operatoria e procedura endovascolare. Le modifiche ergonomiche e di sicurezza implementate nelle suite ibride includono le sue grandi dimensioni, le unità di fluoroscopia dedicate, i monitor ottimizzati per dimensioni e qualità dell'immagine, i tavoli in fluoroscopia con comandi accessibili all'operatore, la sala di controllo / visualizzazione adiacente con connessioni audiovisive ed una varieta' di protezioni fisse e mobili dalle radiazioni.

Personale

Il personale coinvolto in queste procedure dipende dal tipo e dalla complessità della procedura. Questo include una combinazione di:

- Operatori-chirurghi, cardiologi, radiologi
- Tecnici di radiologia
- Tecnici di chirurgia
- Infermieri
- Fornitori di anestesia
- Tirocinanti

Attrezzatura

Alcune delle attrezzature, dei dispositivi e delle forniture comuni sono elencate di seguito. Questo elenco non è in alcun modo esaustivo.

- Apparecchiature di diagnostica per immagini: macchina e monitor per fluoroscopia, ecografo, ecografo intravascolare, tecnologia *fusion* di tomografia computerizzata, tomografia a coerenza ottica, spettroscopia quasi infrarossa
- Superfici di supporto: tavolo per la procedura, tavolo per lo strumentario procedurale e sue estensioni
- Anestesia e apparecchiature per il monitoraggio dei pazienti, monitor e farmaci
- Schermi protettivi contro le radiazioni
- Strumenti di accesso/navigazione: aghi, fili, cateteri, tubi
- Dispositivi di intervento: palloncini, stents, innesti stent (endoinnesti) e un elenco inesauribile di strumenti e dispositivi speciali
- Dispositivi di chiusura degli accessi
- Forniture: Camici sterili, guanti, garze, lame chirurgiche, suture, pinze, porta-aghi, ecc.
- Soluzioni e farmaci: Soluzione salina, mezzo di contrasto, eparina o altri anticoagulanti

Capitolo 3

RADIAZIONI E SICUREZZA DALLE RADIAZIONI

Le radiazioni sono utilizzate in ambito medico sia a fini diagnostici che terapeutici. Possono essere utilizzate per visualizzare cavita' anatomiche che non possono essere viste dalla superficie. Le radiazioni ionizzanti sotto forma di raggi X sono invisibili. Gli effetti sono potenti e possono essere visti in una varietà di modalità di uscita come semplici pellicole a raggi X, scansioni tomografiche computerizzate o monitor per la fluoroscopia. Nonostante l'ampia gamma di applicazioni diagnostiche e terapeutiche delle radiazioni, esse sono gravate da effetti collaterali indesiderati. Questi includono:

- Eruzioni cutanee
- Perdita di capelli
- Ustioni
- Ulcere
- Cataratta
- Cancro
- Sterilità
- Anomalie fetali

L'esposizione ripetuta alle radiazioni pone i pazienti e il personale ad alto rischio di eventi avversi, da qui la necessità di bilanciare l'uso diagnostico/terapeutico con il rischio che ne e' associato. Sebbene gli effetti delle radiazioni possano essere visti sui monitor, lo spettro delle radiazioni utilizzate non è direttamente visibile. Inoltre, i suddetti effetti avversi delle radiazioni sull'uomo sono spesso distanti dalla sorgente nel tempo e nello spazio. Questi effetti sottili ma deleteri delle radiazioni utilizzate in ambito medico devono essere riconosciuti e si dovrebbero adottare misure meticolose per prevenirli. La comprensione di come funzionano i raggi X nella suite procedurale è un aspetto chiave della riduzione del rischio.

Emissione di radiazioni e acquisizione di immagini

In fluoroscopia, le radiazioni sotto forma di raggi X vengono applicate in modo statico, pulsato o continuo per visualizzare l'anatomia in tempo reale. La sorgente delle radiazioni e il sistema di rilevamento (fluoroscopia) sono progettati per consentire il suo movimento intorno al paziente al fine di ottenere immagini di segmenti corporei da una varietà di angolazioni. Le macchine a fluoroscopia sono comunemente viste come unità portatili (*C-arm*) o unità montate a soffitto / pavimento.

I raggi X vengono emessi da una sorgente radioattiva di all'interno dell'apparecchio fluoroscopico. Passano attraverso il tavolo radiotrasparente, quindi attraverso il corpo del paziente, e vengono assorbiti dal rivelatore / intensificatore di immagini. Questi raggi assorbiti vengono quindi trasdotti in un'immagine e visualizzati su un monitor (figura 3.1). Diverse caratteristiche del fascio di raggi X come l'intensità, l'area di esposizione, la durata dell'esposizione, l'ingrandimento, la continuità e l'interazione con i mezzi di contrasto possono essere manipolate dall'operatore.

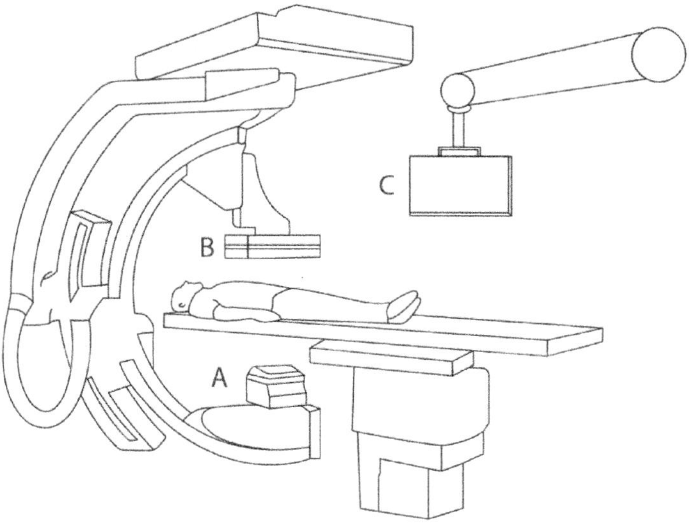

Figura 3.1 Macchina per fluoroscopia. A: sorgente di radiazioni; B: Intensificatore di immagini; C: monitor

Penetranza, attenuazione, assorbimento e dispersione

Penetranza, attenuazione, assorbimento e dispersione sono proprietà pertinenti alle radiazioni utilizzate in ambito medico (figura 3.2).

Penetranza: Capacità delle radiazioni di passare attraverso un mezzo nel loro percorso

Attenuazione: Diminuzione della potenza delle radiazioni mentre viaggiano attraverso un mezzo

Assorbimento: Arresto delle radiazioni all'interno di un mezzo

Dispersione: Riflesso delle radiazioni su di una superficie lungo il loro percorso

Le proprietà di penetranza ed assorbimento differenziale delle radiazioni da parte del tessuto corporeo sono sfruttate per generare immagini mediche.

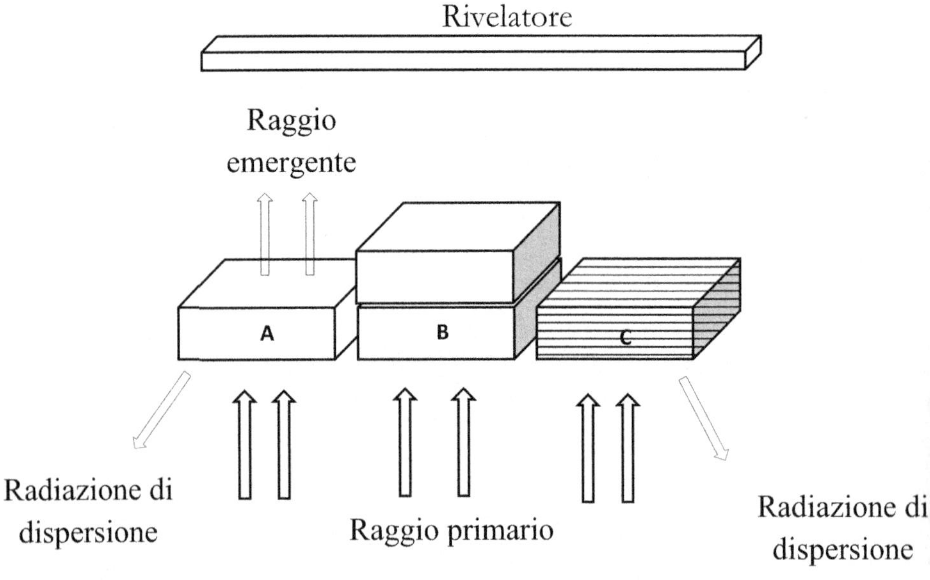

Figura 3.2: Penetranza, attenuazione, assorbimento e dispersione

A: Penetranza attraverso il mezzo con attenuazione del fascio emergente
B: Arresto delle radiazioni dovute allo spessore del mezzo
C: Arresto delle radiazioni dovute alla densità del mezzo

I seguenti eventi si verificano quando il fascio di raggi X è diretto alla posizione specifica sul paziente:

- Alcuni raggi X passano attraverso il tavolo e il paziente e vengono assorbiti dal rilevatore.
- Alcuni raggi X vengono assorbiti dal tavolo e dal paziente.
- Alcuni raggi X vengono riflessi dal tavolo e dal paziente, cioè dispersione delle radiazioni.
- I raggi X perdono potenza lungo il percorso.

La dispersione delle radiazioni è generata dai riflessi del tavolo, del paziente, del pavimento, delle pareti o di altre superfici. Il percorso della dispersione delle radiazioni è in gran parte imprevedibile e si può presumere che sia in tutte le direzioni. È la principale fonte di esposizione alle radiazioni per il personale.

Prevenzione dall'esposizione alle radiazioni

Le proprietà dell'assorbimento dei raggi X da parte di mezzi densi e la perdita di potenza sulla distanza sono sfruttate per la protezione del personale. Nonostante l'esposizione alla dispersione delle radiazioni, è noto che il rischio individuale è ridotto al minimo quando vengono adottate misure precauzionali. La prima linea di difesa contro l'esposizione alle radiazioni è evitarla. Pertanto, solo il personale essenziale per raggiungere obiettivi procedurali o educativi dovrebbe trovarsi nella stanza. I soggetti che possono essere interessati alla procedura ma non direttamente coinvolti nella stessa sono incoraggiati a soggiornare in camere adiacenti, ove disponibili. Queste camere hanno in genere schermi trasparenti e radio-protettivi e connessioni audiovisive per la comunicazione.

È obbligatorio per il personale indossare dispositivi di radioprotezione. Il piombo è il materiale più comunemente utilizzato per ridurre al minimo l'esposizione alle radiazioni; diminuisce l'esposizione alle radiazioni per assorbimento. Alcuni equipaggiamenti e schermi protettivi personali sono elencati di seguito:

- Camici impregnati di piombo che coprono il busto e gli arti inferiori circonferenzialmente almeno fino alle ginocchia (figura 3.3). Il contenuto di piombo deve avere uno spessore di 1 mm per il personale in gravidanza e uno spessore di 0,5 mm per tutti gli altri.
- Schermo tiroideo
- Coperture oculari

Un'adeguata conservazione dell'abbigliamento è fondamentale per prevenire danni meccanici nel contenuto di piombo con conseguente perdita delle proprietà protettive (figura 3.4). Altri schermi protettivi possono essere fissi o mobili e possono essere posizionati attorno al paziente, al personale o all'attrezzatura (figura 3.5). Esempi sono:

- Schermi montati sul tavolo
- Schermi montati sul soffitto
- Schermi barriera mobili

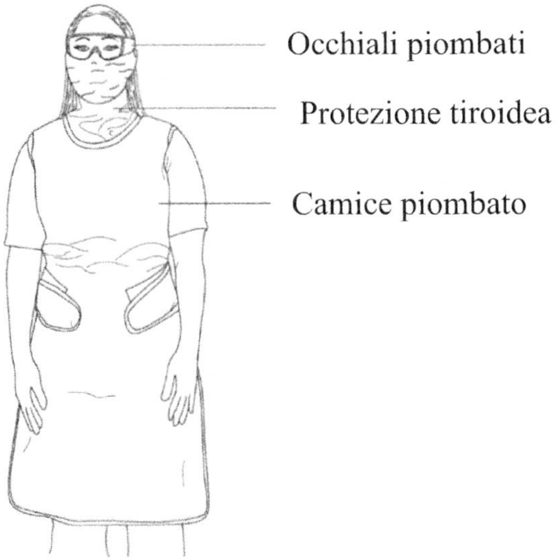

Figura 3.3 Camice piombato

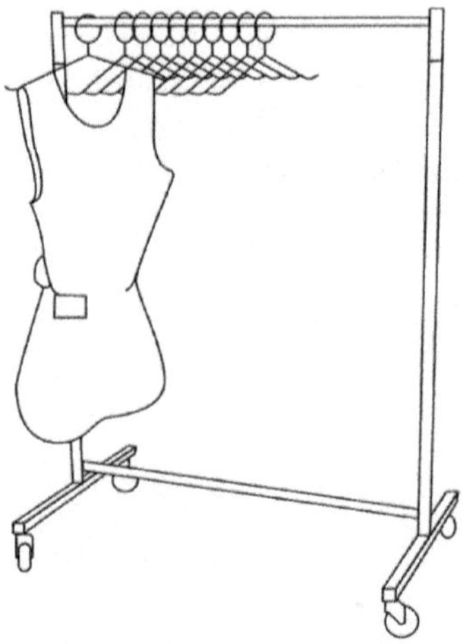

Figura 3.4 Conservazione del camice piombato

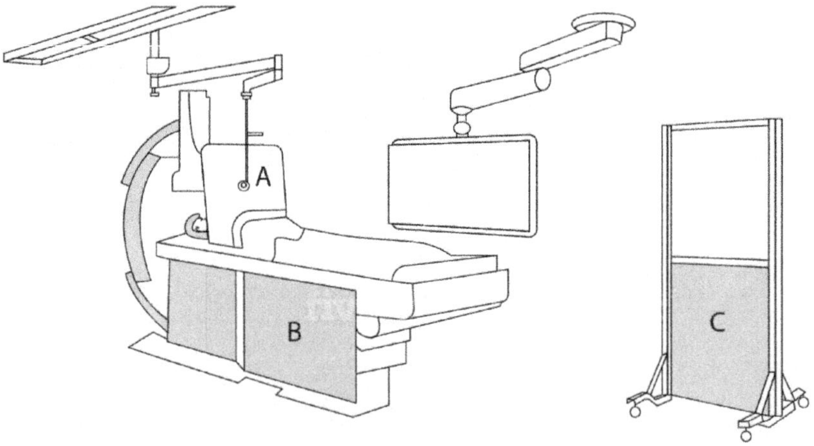

Figura 3.5 Schermi a radiazione montati dal soffitto (A); tavolo procedurale (B); schermo mobile (C)

La potenza delle radiazioni mentre viaggia attraverso un mezzo è regolata dalla legge del quadrato inverso. Secondo questa legge, l'intensità delle radiazioni cambia dal quadrato del cambiamento nella distanza dalla sorgente. Ad esempio, diminuendo la distanza dalla sorgente di radiazioni di un fattore 3, l'intensità della radiazione diminuisce nella nuova posizione di un fattore 9. Quando la distanza è aumentata di un fattore 5, l'intensità della radiazione diminuisce di un fattore 25 e così via (figura 3.6). Di conseguenza, mantenere una distanza dalla macchina fluoroscopica è un metodo efficace per ridurre l'esposizione alle radiazioni. Si raccomanda al personale di rimanere alla distanza più lontana che consente loro di eseguire la propria funzione e di fare diversi passi indietro durante i periodi di elevata emissione di radiazioni, ad esempio durante l'esecuzione della fluoroscopia. L'uso di mezzi di contrasto telecomandati e tubi di estensione consente anche il distanziamento dalla sorgente di radiazioni durante la fluoroscopia.

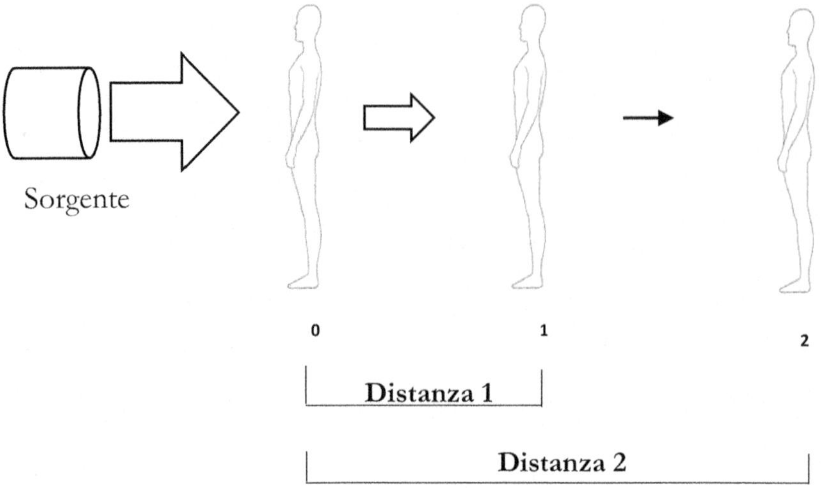

La figura 3.6 L'esposizione alle radiazioni diminuisce con l'aumento della distanza dalla fonte.
L'intensità (I-1) al punto 1 è uguale all'intensità (I-0) al punto 0 diviso per $(\text{distanza } 1)^2$. L'intensità (I-2) al punto 2 è uguale all'intensità (I-0) al punto 0 diviso per $(\text{distanza } 2)^2$

Il termine "As Low as Reasonably Achievable" (ALARA) si riferisce ai principi che consentono l'utilizzo di radiazioni per raggiungere obiettivi diagnostici o terapeutici riducendo al minimo l'esposizione e il rischio per i pazienti e i membri del team. Manovre dipendenti dall'operatore come la collimazione del fascio di radiazioni, la regolazione dell'altezza relativa del tavolo/paziente della procedura, la sorgente e il rilevatore a raggi X, il tipo e la durata della fluoroscopia, i *frame rates* ed i *gantry angles* possono essere modificati per soddisfare i principi dell'ALARA. È inoltre buona prassi per l'operatore garantire che tutto il personale abbia dispositivi di protezione e attrezzature prima dell'utilizzo delle radiazioni. La pianificazione e la comunicazione pre-procedura possono ridurre al minimo la necessità di più immagini. Una condizione in cui tutto il personale è consapevole e in cui prende individualmente e collettivamente misure per mitigare l'esposizione alle radiazioni è l'ideale. È importante assicurarsi che la macchina per la fluoroscopia sia inattiva quando non è in uso per evitare la sua attivazione accidentale da parte di personale ignaro. Il personale addetto alla pulizia e alla custodia che potrebbe non essere a conoscenza delle emissioni accidentali e che potrebbe non indossare dispositivi di protezione è particolarmente incline all'esposizione in questo modo. Si raccomanda che il personale intervenga quando un componente di protezione dalle radiazioni non viene applicato e che si intraprenda un'azione per ripristinarlo.

Monitoraggio

Il monitoraggio delle radiazioni assicura che l'esposizione rimanga entro i limiti di sicurezza e che vengano intraprese azioni appropriate quando si verificano eventi significativi. Gli elementi del monitoraggio delle radiazioni includono:

- Misurazione e documentazione della quantità di radiazioni utilizzate per ogni procedura.
- Tutto il personale indossa un badge di monitoraggio delle radiazioni al di fuori del camicie piombato per monitorare l'esposizione individuale nel tempo. Il personale in

gravidanza dovrebbe indossare due badge: il badge normale fuori dal camicie piombato e un altro all'interno (monitor fetale).

- La maggior parte delle istituzioni ha dei dipendenti preposti alla sicurezza dalle radiazioni che controllano periodicamente l'attrezzatura per le radiazioni, l'equipaggiamento protettivo e i livelli di esposizione del personale. Tuttavia, la sicurezza dalle radiazioni è responsabilità di tutti. È importante conoscere l'addetto alla sicurezza dalle radiazioni e le politiche dell'istituto.

Capitolo 4

IMPOSTAZIONE DELLA PROCEDURA

La pianificazione e l'organizzazione sono aspetti chiave degli interventi basati su fili e cateteri. Il paziente è al centro della procedura. La disposizione del personale e dell'attrezzatura intorno al paziente può rendere la procedura fluida o può essere una ricetta per il caos e gli errori.

Il paziente

I seguenti passi sono utili per preparare il paziente alla procedura:

- Confermare l'identità del paziente all'arrivo nella sala in cui viene eseguita la procedura.
- Assicurarsi che il paziente sia posizionato sul tavolo procedurale appropriato (vedere la sezione sui tavoli procedurali).
- Trasferire il paziente sul tavolo operatorio con cautela e assistenza adeguata per ridurre al minimo il rischio di caduta.
- Posizionare le cinghie e le prolunghe appropriate.
- Determinare il tipo di accesso endovenoso, il monitoraggio emodinamico e l'approccio allo svuotamento della vescica necessari per la procedura.
- Regolare la posizione del paziente in funzione degli obiettivi della procedura.

- Determinare la quantità minima di esposizione corporea necessaria per eseguire la procedura.
- Comunicare al paziente lo scopo dell'esposizione della parte del corpo.
- Esporre la parte del corpo necessaria per la procedura, adottando allo stesso tempo misure per proteggere la privacy del paziente.
- Tagliare i peli in eccesso nel sito di accesso. Usare cautela per evitare lesioni alla cute, poiché queste sono una fonte comune di dolore, soprattutto dopo l'applicazione degli agenti di disinfezione della cute.
- Proteggere qualsiasi orifizio che sia vicino al sito di accesso e che sia in grado di produrre effluvi che potrebbero contaminare il sito. Questi possono includere il perineo, la colostomia, l'urostomia e la tracheostomia.
- Prestare attenzione all'habitus corporeo e ad eventuali esigenze speciali. Per esempio, i pazienti bariatrici potrebbero richiedere manovre aggiuntive come l'elevazione del pannicolo per esporre un sito di accesso femorale.
- Applicare agenti di disinfezione sterili.
- Applicare teleria sterile.

Tavolo delle procedure

Il tavolo chirurgico sostiene il paziente durante la procedura. È radiotrasparente per permettere il passaggio dei raggi X. Il tavolo può essere manipolato durante la procedura per regolare la posizione del paziente rispetto all'attrezzatura. I seguenti sono aspetti rilevanti del tavolo chirurgico:

- Assicuratevi che sia radiotrasparente (compatibile con la fluoroscopia) perché non tutti i tavoli chirurgici sono radiotrasparenti. Cio' è importante in luoghi dove il tavolo potrebbe non essere fisso, come in sala operatoria.
- Assicurarsi che l'altezza e l'inclinazione possano essere regolate.
- Assicurarsi che possa sostenere il peso del paziente. I pazienti bariatrici potrebbero richiedere tavoli speciali per sostenere il loro peso. Conoscere i limiti di peso del tavolo nella propria istituzione e come ottenere tavoli speciali se necessario.
- Posizionare il tavolo al centro della stanza o in un luogo appropriato con ampio spazio su tutti i lati per le attrezzature ed il personale. Potrebbe essere necessario posizionare il tavolo, il sito di accesso o la posizione dell'obiettivo equidistante dalle luci montate sul soffitto. Questo è importante nelle sale operatorie/sale ibride dove il grado di illuminazione è fondamentale per visualizzare i segmenti/cavità del corpo di interesse.
- Determinare se l'altezza del paziente o la lunghezza degli strumenti/dispositivi necessitano dell'estensione del tavolo.

La posizione delle estensioni del tavolo e di altre attrezzature deve permettere il movimento della macchina per fluoroscopia intorno al paziente. La posizione e il percorso della macchina per fluoroscopia sono influenzati dal sito di accesso e dall'area corporea di interesse. La comunicazione con l'operatore è fondamentale a questo proposito.

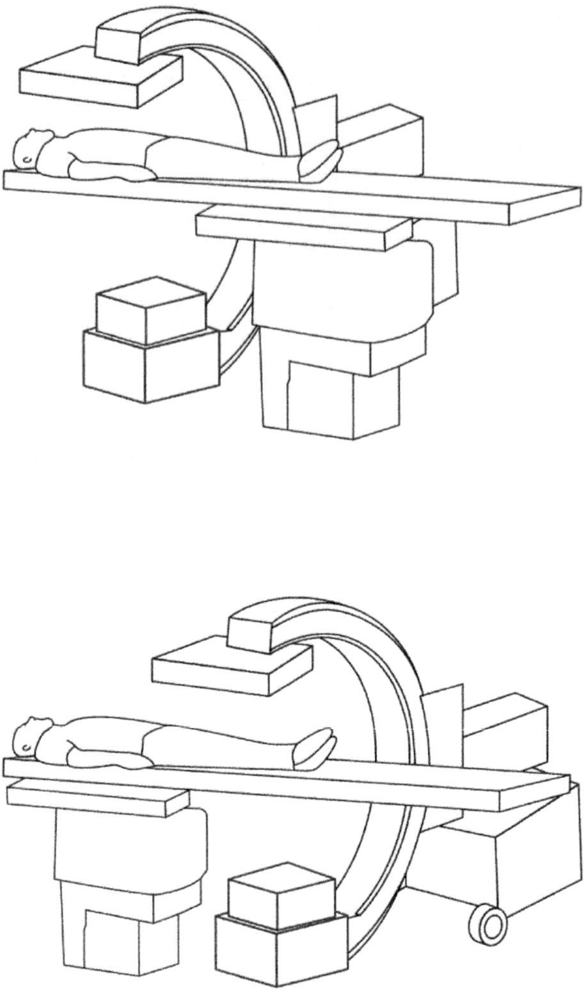

Figura 4.1 Orientare il lettino e la sua base in modo da consentire la manovra della macchina a raggi X intorno all'area di interesse del paziente.

Tavolo per lo strumentario

Il tavolo per lo strumentario supporta strumenti e dispositivi. L'organizzazione di questo tavolo facilita l'efficienza e la sicurezza. La sua posizione dovrebbe consentire un facile trasferimento di strumenti e dispositivi all'operatore e fornire supporto ai dispositivi in transizione. Può essere utile posizionare un'estensione del tavolo per lo strumentario lungo l'asse longitudinale di accesso. Ciò facilita gli scambi di dispositivi e riduce al minimo il rischio di contaminazione del dispositivo.

Monitor

I monitor consentono la visualizzazione delle immagini radiografiche. Posizionare i monitor in una posizione che non interferisca con il movimento della macchina fluoroscopica e ad una distanza appropriata dall'operatore.

Dispositivi

L'elenco degli strumenti, dei dispositivi e delle forniture utilizzate in queste procedure è vasto e continua ad aumentare con l'introduzione di nuove tecnologie. I dispositivi utilizzati per una procedura dipendono dall'obiettivo che la procedura stessa si prefigge. Di conseguenza, è importante conoscere quanto segue:

- L'obiettivo della procedura

- Le attrezzature/gli strumenti di base necessari per avviare la procedura
- L'attrezzatura/gli strumenti che possono essere necessari man mano che la procedura procede. Questi possono essere mantenuti a portata di mano ma non aperti.
- La posizione per tutti gli altri dispositivi e le posizioni di tutto il materiale di backup

Può essere utile avere carrelli che contengono strumenti/dispositivi di uso comune. Questi carrelli possono essere portati all'interno o vicino alla sala procedure per un facile recupero. Scaffali ben organizzati ed etichettati facilitano anche un efficiente recupero dei dispositivi. È buona prassi informare il personale responsabile del reintegro degli scaffali quando coloro che prelevano strumenti per una procedura notino un esaurimento delle scorte. Ciò fornisce un'altra linea di difesa contro la mancanza di accesso ai dispositivi quando necessari. Nel tempo e con esperienza, il personale ottiene una migliore comprensione di ciò che è necessario per ogni procedura e circa le preferenze specifiche del singolo operatore. Note scritte degli strumenti di base e delle preferenze dell'operatore sono utili. Si raccomanda al personale di comunicare al fine di facilitare un'adeguata preparazione ed evitare lo spreco di dispositivi che potrebbero non essere utilizzati.

Illuminazione

Le luci nella stanza possono essere modificate in base al tipo e alla fase della procedura. In alcuni casi, le luci sono oscurate per fornire contrasto visivo sui monitor, mentre in altri le luci possono essere portate al massimo dell'intensita'. È importante conoscere:

- La posizione di tutti i controlli delle luci
- Come selezionare luci specifiche o modificarne l'intensità

Capitolo 5

DISPOSITIVI E PREPARAZIONE DEI DISPOSITIVI

Il sistema cardiovascolare ha un design simile ad un albero di vasi che trasmettono il sangue dal cuore al resto del corpo e viceversa. Durante la procedura, l'accesso vascolare si ottiene da un unico accesso e l'albero vascolare viene attraversato per raggiungere l'area target per la diagnosi o l'intervento terapeutico. Di conseguenza, gli strumenti e i dispositivi possono essere genericamente classificati in quelli utilizzati per:

- Accesso/navigazione
- Intervento

C'è una vasta gamma di strumenti, dispositivi, impianti e forniture in uso. Questo capitolo fornisce una descrizione di quelli comuni e della loro preparazione per l'uso. Ulteriori dettagli possono essere ottenuti da ciascuna guida dei produttori.

È importante mantenere la sterilità nel prelievo, nella preparazione e nell'uso di ogni strumento o dispositivo. Le precauzioni di asepsi sono fondamentali per prevenire infezioni dell'impianto, locali, remote o sistemiche. Le infezioni sono una delle principali fonti di morbilità, mortalità e pressione sul sistema sanitario.

Il principio di base delle procedure basate su filo e catetere prevede lo scorrimento di un utensile/dispositivo sopra o attraverso un altro. L'attrito si oppone a questo movimento e la resistenza al movimento è aumentata da detriti lungo il percorso come sangue e/o coaguli. Per questo motivo, un componente comune della preparazione del dispositivo è lo svuotamento o la pulizia del percorso. Ciò riduce al minimo l'attrito mediante lubrificazione, elimina i detriti potenzialmente ostruttivi ed aumenta l'efficienza del movimento. La soluzione salina semplice o eparinizzata è la soluzione più comunemente utilizzata a questo scopo. Particolare attenzione dovrebbe essere prestata ai dispositivi e agli accessi che non dovrebbero essere puliti ed ai pazienti con allergia all'eparina.

Accesso e navigazione

Gli strumenti di accesso e di navigazione sono utilizzati per accedere al vaso, assicurare il punto di accesso e procedure lungo i rami e le curve dell'albero vascolare tra il punto di accesso e l'obiettivo. Nel complesso questi strumenti assicurano l'accesso al bersaglio e comprendono:

- Aghi
- Fili
- Cateteri
- Guaine

Aghi

Gli aghi cavi sono utilizzati per accedere al sistema vascolare. La natura cava dell'ago permette il riflusso del sangue durante la puntura del vaso, avvertendo così l'operatore che l'ago è nel lume del vaso (figura 5.1). L'ago cavo permette anche l'inserimento del filo.

Esempi di diametri dell'ago: 18Ga, 21Ga

Nel sistema di misurazione del calibro, il diametro diminuisce con l'aumentare del numero del calibro. Quindi, l'ago 21Ga (mini-stick) ha un diametro più piccolo dell'ago 18Ga (angio-access). L'ago 21Ga permettera' il passaggio di un filo che è 0,018 (0,021) pollici o meno di diametro. L'ago 18Ga permettera' il passaggio di un filo che è 0,035 (0,038) pollici o meno di diametro.

Preparazione

-Lavare gli aghi prima dell'uso o del riutilizzo per rimuovere eventuali coaguli di sangue.

- Conservare in modo sicuro gli aghi tra un uso e l'altro per evitare lesioni al personale.

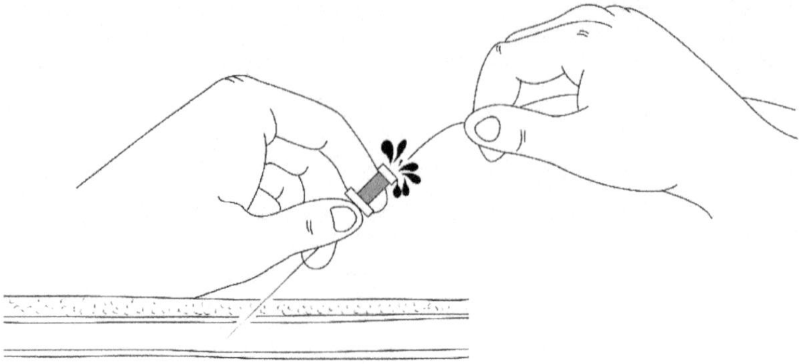

Figura 5.1 Accesso all'ago

Fili

Un filo è un cilindro lungo e non cavo nei design di base (figura 5.2). Viene guidato all'interno dell'albero vascolare verso il bersaglio. Esiste un ampio spettro di lunghezze, diametri, resistenze, rivestimenti, forme della punta e conformabilità dei fili. Alcuni fili sono modulari e possono essere estesi. La richiesta di un filo di solito comprende il tipo, il diametro e la lunghezza.

Esempio di diametro del filo: 0.010 pollici, 0.014 pollici, 0.016 pollici, 0.018 pollici, 0.035 pollici

Esempi di lunghezze del filo: 40cm, 150cm, 180cm, 260cm, 300cm

Il materiale e il rivestimento di un filo determinano le sue caratteristiche di manipolabilita'. I fili idrofili meritano una menzione speciale perché sono scivolosi da maneggiare. La manipolazione di questi fili richiede estrema cautela per evitare il distacco dal bersaglio, l'estrusione dal corpo o la contaminazione. La presa a *pinch/fingertip* è un buon metodo per maneggiare i fili idrofili rispetto alla *pulp grip* (figura 5.3). È importante caricare il filo con la sua estremità anteriore. Questa estremità viene modificata per ridurre al minimo il trauma al vaso e per soddisfare le esigenze di lavoro. Questa estremità può essere più morbida o avere una punta più liscia. Tra un uso e l'altro, il filo può essere raccolto in una bobina e posto in una ciotola contenente soluzione salina (figura 5.4) o posto nell'involucro di plastica della bobina (figura 5.2c).

Preparazione

-I fili lunghi sono spesso aperti sul tavolo per lo strumentario in un involucro di plastica arrotolato (la chiocciola). L'involucro può essere lavato attraverso una delle estremità aperte prima che il filo venga rimosso (figura 5.5).

-Pulire il filo con un pezzo di garza umida dopo che uno strumento o un dispositivo lo attraversa. È necessario prestare la massima attenzione durante questa manovra per evitare di spostare il filo dalla sua posizione.

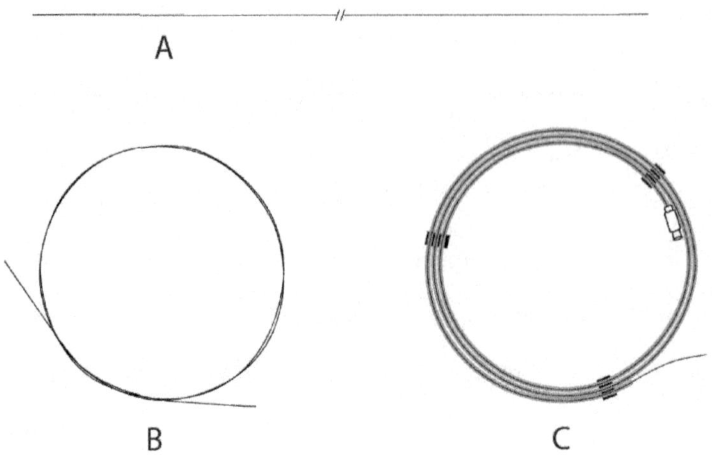

Figura 5.2 Fili. A: dritto; B: a spirale; C: nel suo involucro

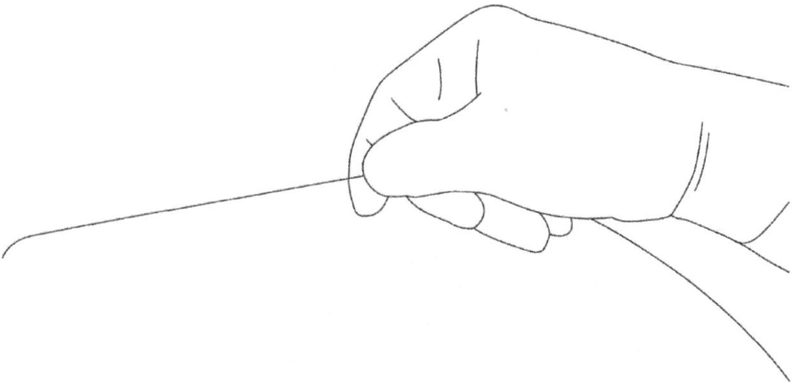

Figura 5.3 Presa a pizzico

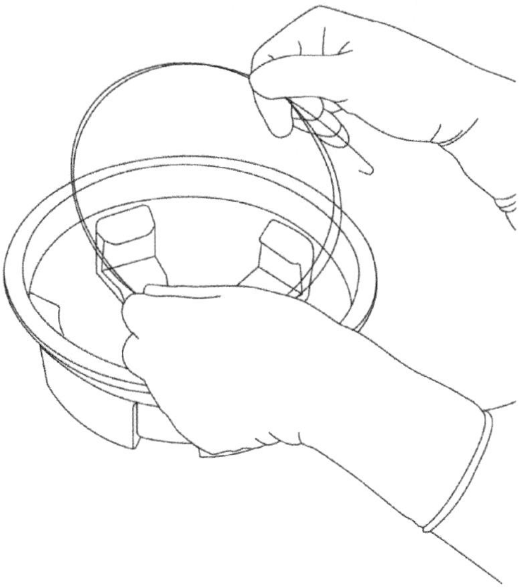

Figura 5.4 Stoccaggio a filo in una ciotola contenente soluzione salina

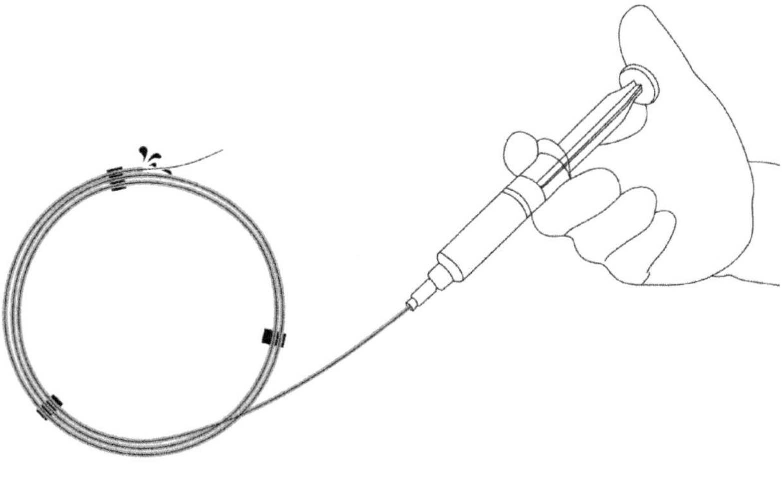

Figura 5.5 Guaina filo di lavaggio

Filo aggiunto: dispositivo di torsione

Un dispositivo di coppia è usato per aumentare il controllo manuale del filo (figura 5.6).

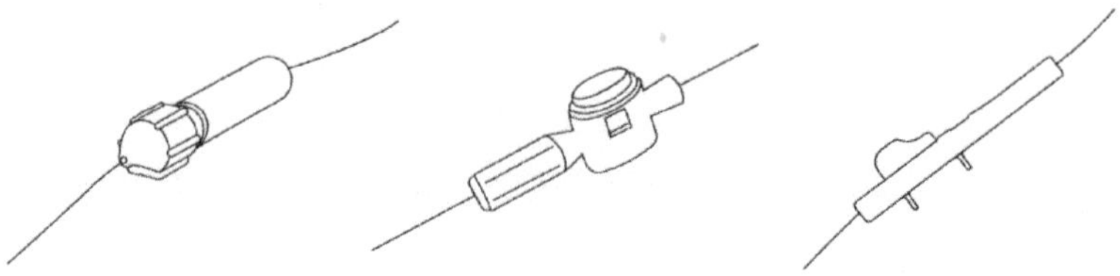

Figura 5.6 Dispositivi di coppia

Catetere

Un catetere nel suo design di base è un lungo cilindro cavo che si inserisce su un filo (figura 5.7). I cateteri variano in lunghezza, diametro, resistenza, forma della punta, conformabilità e numero di fori all'estremità. La natura cava dei cateteri può anche essere utilizzata per rilasciare mezzo di contrasto o farmaci al bersaglio e per trasdurre la pressione in vari punti dell'albero vascolare. La richiesta di un catetere spesso include il tipo, la lunghezza e il diametro. Le proprietà di base del catetere come il diametro e la lunghezza possono essere stampate sull'estremità esterna per riferimento.

Esempio di lunghezza del catetere: 45cm, 65cm, 90cm, 100cm, 135cm, 150cm

Diametro del catetere di esempio: 2.1Fr, 2.3Fr, 2.6Fr, 4Fr, 4.2Fr, 5Fr, 6Fr, 7Fr, 8Fr

Preparazione

-Lavare il catetere prima e dopo l'uso (figura 5.8)

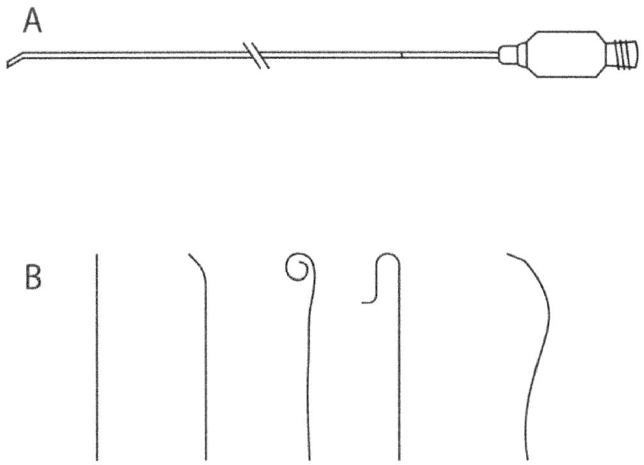

Figura 5.7 A. Catetere e B. Esempi di punte di catetere

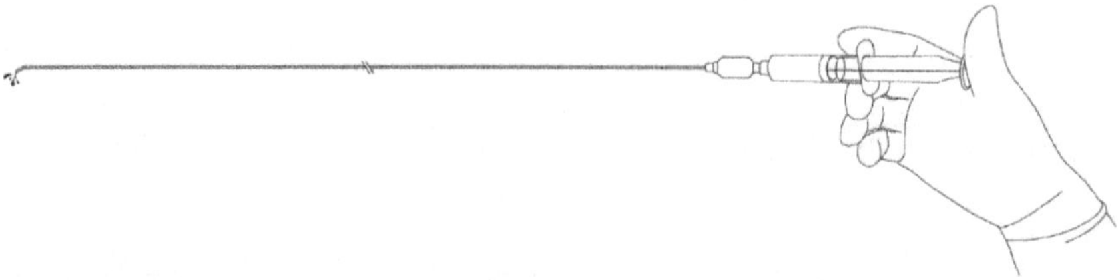

Figura 5.8 Catetere di lavaggio

Guaina

La guaina è un dispositivo cavo che viene utilizzato per fissare il punto di accesso vascolare (Figura 5.9). Supporta la navigazione verso l'obiettivo e fornisce un'autostrada attraverso rami e curve che sono stati attraversati in modo che le manovre che sono state utilizzate per attraversare tali punti difficili dell'albero vascolare non debbano essere eseguite ogni volta che un dispositivo viene trasferito al sito bersaglio. Il sistema cardiovascolare è un sistema pressurizzato ricco in fluidi. Come tale, il punto di ingresso nel sistema deve essere protetto dal sanguinamento. La maggior parte delle guaine ha una valvola unidirezionale all'estremità esterna per consentire l'inserimento di strumenti e dispositivi senza che questo comporti un sanguinamento. La valvola può essere fissa o regolabile.

Le guaine hanno anche una porta laterale per consentire l'iniezione di mezzo di contrasto, farmaci o soluzione salina (figura 5.9A). La porta laterale può anche essere utilizzata per prelevare il sangue o per trasdurre la pressione. La porta laterale può essere bloccata e sbloccata per questi scopi. La punta della guaina termina bruscamente ed ha sezione circolare. Questa punta può causare un trauma al vaso o un'embolizzazione se la guaina viene fatta avanzare senza il suo introduttore/dilatatore/mandrino (figura 5.10A). Per prevenire il trauma del vaso, le guaine vengono inserite e fatte avanzare su un filo con un introduttore nel suo lume. L'introduttore assottiglia la punta circolare della guaina e riduce il suddetto rischio per il vaso (figura 5.10B). Avere l'introduttore bloccato in posizione prima di far avanzare la guaina è importante per garantire che l'introduttore non esca dalla guaina durante l'avanzamento della stessa.

Le guaine variano per tipo, lunghezza e diametro. Pertanto, la richiesta di una guaina dovrebbe contenere queste caratteristiche. Esistono anche guaine speciali che permettono di regolare la forma della punta. Esempi di diametri di guaine: 5Fr, 6Fr, 7Fr, 8Fr, 12Fr, 18Fr

Esempi di lunghezza delle guaine: 6cm, 10cm, 45cm, 55cm, 70cm, 90cm

Preparazione:

-Lavare la guaina prima e tra un uso e l'altro (figura 5.11 A)

-Assicurarsi che la porta laterale sia fissata al paziente prima di caricarla sul filo per evitare perdite di sangue dopo l'inserimento (figura 5.11 B).

-Inserire l'introduttore/dilatatore/mandrino nella guaina e assicurarsi che scatti in posizione prima di caricarlo sul filo (figura 5.11 C & D).

Manutenzione

-Mantenere un flusso costante di soluzione fisiologica o lavare ad intermittenza la guaina attraverso la porta laterale per prevenire la formazione di coaguli all'interno.

-Prestare attenzione alla posizione della guaina per evitare il dislocamento, soprattutto durante l'inserimento o il disinserimento del dispositivo

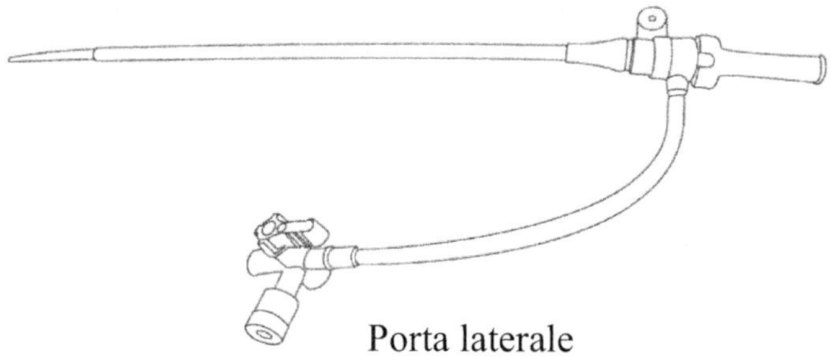

Figura 5.9 A Guaina con introduttore/dilatatore/mandrino inserito

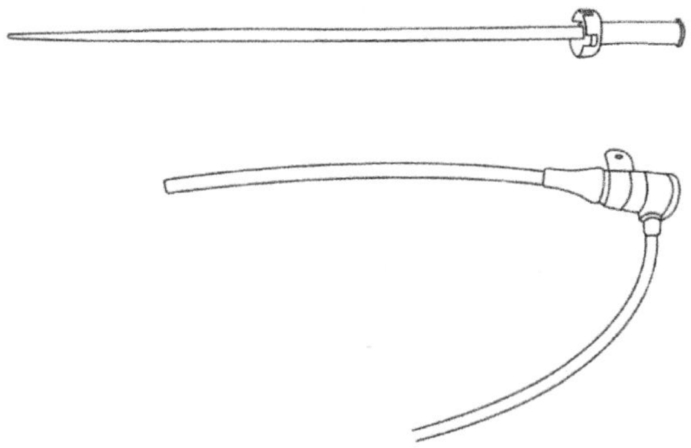

Figura 5.9 B Guaina separata da introduttore/dilatatore/mandrino

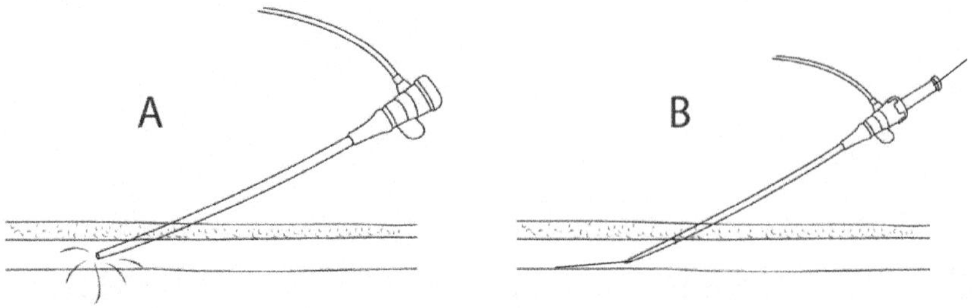

Figura 5.10 A: L'avanzamento di una guaina senza l'introduttore provoca un trauma al vaso. B: Le guaine devono essere fatte avanzare su un filo con l'introduttore/dilatatore/mandrino bloccato in posizione

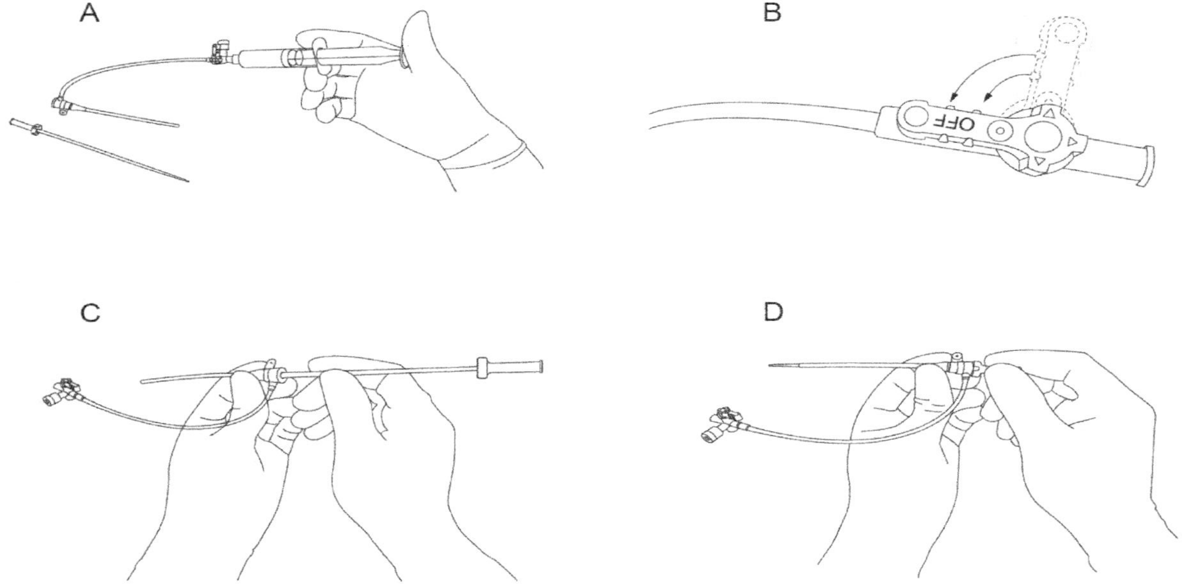

Figura 5.11 Preparazione guaina

In termini generali, cateteri e guaine passano sopra i fili e cateteri passano attraverso le guaine. Sebbene simili nel loro design cavo, le guaine differiscono dai cateteri nei seguenti modi:

- Le guaine sono generalmente più grandi dei cateteri. Tuttavia, c'è una certa sovrapposizione nelle dimensioni di piccole guaine e grandi cateteri.
- Le guaine hanno una valvola a senso unico all'estremità esterna. Questa potrebbe essere staccabile.
- Le guaine hanno un foro laterale.
- Le guaine vengono inserite nel corpo con l'introduttore nel lume della guaina. I cateteri non hanno introduttori.

Dispositivi di intervento

Palloncini, stent, innesti stent e una vasta gamma di dispositivi speciali vengono utilizzati per trattare le lesioni nel sito di destinazione. Alcuni degli strumenti comuni e i loro complementi sono descritti di seguito.

Palloncino

Un palloncino è un catetere con un componente gonfiabile alla punta, da cui il nome catetere a palloncino. I palloncini sono progettati nelle configurazioni coassiale/sopra il filo (OTW) o a scambio rapido (monorotaia) (figura 5.12). Il design di base del palloncino è costituito da un componente cavo che si adatta a un filo e un secondo compartimento collegato alla punta gonfiabile.

Nella configurazione coassiale/OTW, il dispositivo viene montato sopra e racchiude il filo per l'intera lunghezza del dispositivo (figura 5.12A). I palloncini con questa configurazione hanno due porte: una porta che conduce il filo e una porta per gonfiare e sgonfiare la punta. La porta del filo si trova solitamente all'estremità esterna del dispositivo mentre la porta di gonfiaggio origina con un angolo dall'asse lungo del dispositivo. La lunghezza minima del filo necessaria per trasmettere un dispositivo OTW al sito di destinazione è uguale alla somma della lunghezza del dispositivo e della distanza dal sito di accesso al sito di destinazione.

Nella configurazione a scambio rapido (monorotaia), il dispositivo è circonferenziale sul filo solo per un segmento della lunghezza del dispositivo (figura 5.12B). Il filo origina dal lato del dispositivo e la porta all'estremità esterna del dispositivo viene utilizzata per gonfiare il palloncino. La lunghezza minima del filo necessaria per farlo giungere all'obiettivo è uguale alla somma della distanza dal sito di accesso al sito di destinazione e della lunghezza del dispositivo che racchiude il filo. Questo è in genere più breve della lunghezza del filo necessaria nella configurazione OTW.

Le parti di un palloncino sono mostrate nella figura 5.13. Una richiesta di palloncino include il suo diametro, lunghezza, lunghezza dell'albero (lunghezza di lavoro), diametro del filo che lo conduce e dimensioni della tona conduttore. In base alle caratteristiche della superficie i palloncini sono generalmente classificati come:

- Semplici: Effetto terapeutico fornito tramite forza radiale
- Rivestiti da farmaco: Rivestimento di farmaci che viene applicato al sito target all'inflazione
- Da taglio/incisione: Superficie modificata per produrre tagli controllati sulla parete del recipiente

Diametri del palloncino di esempio: 2,5 mm, 3 mm, 4 mm, 6 mm, 10 mm

Lunghezze del palloncino di esempio: 20mm, 40mm, 60mm, 120mm

Lunghezza dell'albero di esempio (lunghezza di lavoro): 75 cm, 80 cm, 135 cm

Esempio di diametri del filo conduttore: 0,014in, 0,018 pollici, 0,035 pollici

Esempio che conduce diametri di guaina: 4Fr, 5Fr, 6Fr, 9Fr

Ad esempio, una richiesta di un palloncino di 4 mm per 40 mm su un'asta da 80 cm implica un palloncino di 4 mm di diametro e 40 mm (4 cm) di lunghezza. Questo pallone è montato su un dispositivo di erogazione lungo 80 cm. Questa lunghezza può variare a seconda della distanza tra i siti di accesso e di intervento. La confezione del dispositivo specifica che il dispositivo deve essere trasportato su un filo di diametro non superiore a 0,018 pollici e attraverso una guaina di almeno 4Fr di diametro.

Preparazione

- Sciacquare la porta del filo con soluzione salina. Non sciacquare la porta di gonfiaggio in quanto ciò gonfierà il palloncino e altererà il suo profilo/dimensione di inserimento o diffonderà prematuramente il rivestimento medicato. Si consiglia di evitare il contatto diretto con la superficie di un palloncino che eluizza il farmaco. I produttori potrebbero fornire una copertura protettiva a tale scopo. In alterantiva puo' essere utile un pezzo di garza asciutta posta sulla superficie del palloncino mentre esso viene trasferito sul filo e nel corpo.

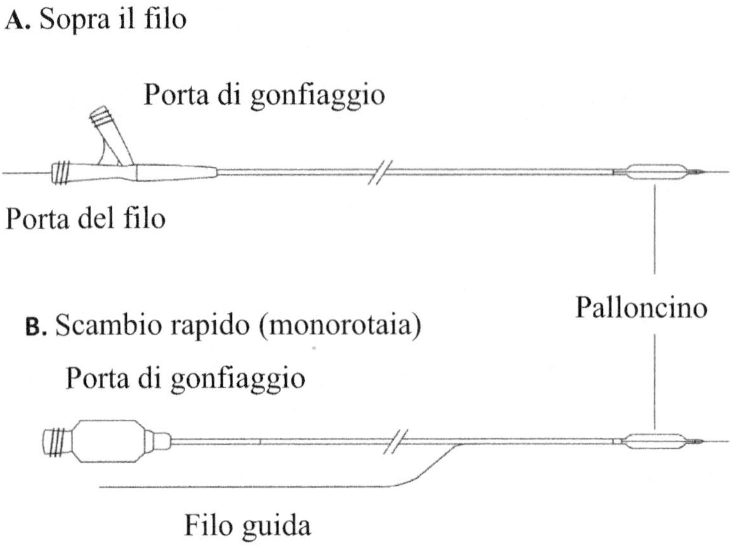

Figura 5.12 Palloncini A: configurazione coassiale/sopra il filo; B: scambio rapido/configurazione monorotaia

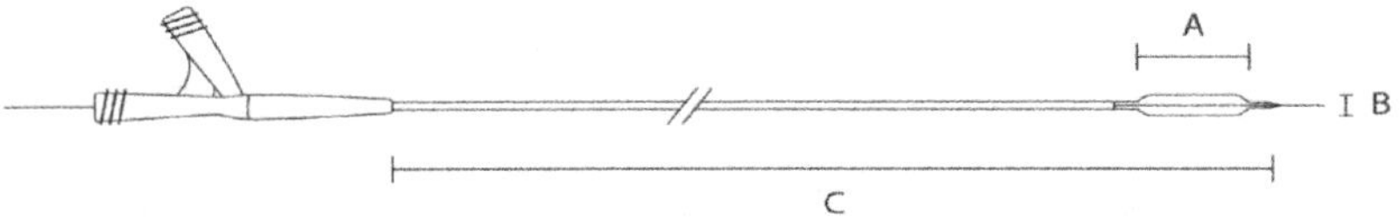

Figura 5.13 Parti di un palloncino. A: lunghezza del pallone; B: diametro del pallone; C: albero del dispositivo/lunghezza di lavoro

I palloncini vengono gonfiati a diametri specifici in base alle raccomandazioni del produttore. Le pressioni raccomandate sono contenute nell'inserto fornito nella confezione del palloncino (figura 5.14). Questo deve essere fornito all'operatore come riferimento prima del gonfiaggio. La pressione nominale è la pressione applicata al pallone per raggiungere il suo diametro nominale. La pressione di scoppio è la pressione al di sotto della quale vi è un'elevata certezza che il palloncino non scoppi. Si sconsiglia di gonfiare un pallone oltre la pressione di scoppio. Le pressioni nominali e di scoppio sono indicate in diversi formati. Nel formato illustrato nella figura 5.14 A, i valori di pressione (atmosfere) e di diametro (mm) per un palloncino specifico sono riportati in una tabella. In un formato diverso, la pressione e i diametri associati per diversi diametri di pallone sono mostrati in una tabella (figura 5.14 B). I valori nominali di ciascun pallone variano in base alle dimensioni, al tipo e al produttore.

8.00mm Palloncino		
Pressione (atmosfere)	Diametro (mm)	
8	-	
10	8.0	Pressione di gonfiaggio
12	8.1	
14	8.2	
16	8.3	
18	8.4	
20	8.5	Pressione di scoppio
22	-	
24	-	

Figura 5.14 A Il palloncino da 8 mm raffigurato in questo esempio raggiunge il suo diametro nominale di 8 mm quando viene applicata una pressione di 10 atm. Si raccomanda di non superare la pressione di scoppio di 20 atm.

Diametro del palloncino (mm)	Pressione di gonfiaggio (atmosfere)								
	4	5	6	7	8	9	10	11	12
3.0	-	-	3.0	3.1	3.2	3.3	**BP**	-	-
4.0	-	-	4.0	4.1	4.2	4.3	**BP**		
5.0	-	-	5.0	5.1	5.2	5.3	**BP**		
6.0	-	6.0	6.1	6.2	**BP**				
7.0	-	7.0	7.1	7.2	**BP**				

BP: Pressione di scoppio

Figura 5.14 B In questo esempio, un palloncino da 4 mm raggiunge il suo diametro nominale quando viene applicata una pressione di 6 atmosfere. La pressione di scoppio è di 10atm. Un palloncino da 6mm dello stesso produttore/classe raggiunge il suo diametro nominale a 5atm e ha una pressione di scoppio nominale di 8atm.

Stents

Uno stent è un impianto cavo che viene applicato al sito bersaglio (figura 5.15). Il design di base dello stent consiste in un reticolo di metallo o metalloide. I sistemi di erogazione degli stent possono anche avere una configurazione coassiale/OTW o a scambio rapido (monorotaia). Si applicano anche le differenze di design e le considerazioni relative alle lunghezze dei fili conduttori descritte nella sezione sui palloncini. Gli stent sono generalmente classificati come:

- Stent semplice (metallo nudo): Reticolo semplice
- Stent coperto (stent graft): Il reticolo è coperto da un tessuto che lo rende impermeabile al sangue.
- Stent a rilascio di farmaco: Lo stent è rivestito di farmaco

La resistenza alla trazione, la forza radiale e la conformabilità possono essere modificate per produrre un'ampia varietà di stent per vari scopi. Tutti gli stent possono essere espansi dopo la distribuzione con un palloncino. Il termine "stent espandibile con palloncino" si riferisce a un tipo di stent che, tra le altre proprietà, è precaricato su un palloncino e distribuito tramite il gonfiaggio del palloncino. Altri stent vengono dispiegati attraverso una varietà di meccanismi a seconda del produttore. Questi stent possono o non possono essere ulteriormente espansi con un palloncino dopo il dispiegamento. La richiesta di uno stent include il diametro dello stent, la lunghezza dello stent, la lunghezza del fusto (lunghezza di lavoro), il diametro del filo che conduce lo stent e la dimensione della guaina conduttrice.

Esempio di diametri di stent: 3mm, 4mm, 6mm 10mm

Esempio lunghezze stent: 20mm, 28mm, 38mm, 40mm, 60mm, 120mm

Lunghezze esempio di stent (lunghezza di lavoro): 75cm, 80cm, 135cm

Esempio di diametro del filo conduttore: 0.014 pollici, 0.018 pollici, 0.035 pollici

Esempio diametri guaina conduttrice: 4Fr, 5Fr, 6Fr, 7Fr

Una richiesta di uno stent di 8mm per 40mm su un albero di 135cm implica uno stent di 8mm di diametro e 40mm di lunghezza, montato su un sistema di consegna di 135cm di lunghezza. La confezione del dispositivo specifica che il dispositivo deve essere trasportato su un filo di 0,035in e attraverso una guaina di almeno 6Fr di diametro.

Preparazione

-Esiste una significativa variabilità nei meccanismi con cui gli stent vengono consegnati e distribuiti. Tuttavia, è spesso necessario lavare la porta del filo.

-Gli stent montati su pallone hanno una porta per il filo e una per il gonfiaggio. È fondamentale lavare la porta per il filo ma non la porta di gonfiaggio. Un'errata insufflazione della porta di gonfiaggio durante la preparazione farà schiudere prematuramente lo stent. La porta per il filo si trova solitamente sulla punta esterna del dispositivo, mentre la porta di gonfiaggio origina ad un angolo dall'asse lungo del dispositivo. La maggior parte dei produttori etichetta anche queste porte per chiarezza.

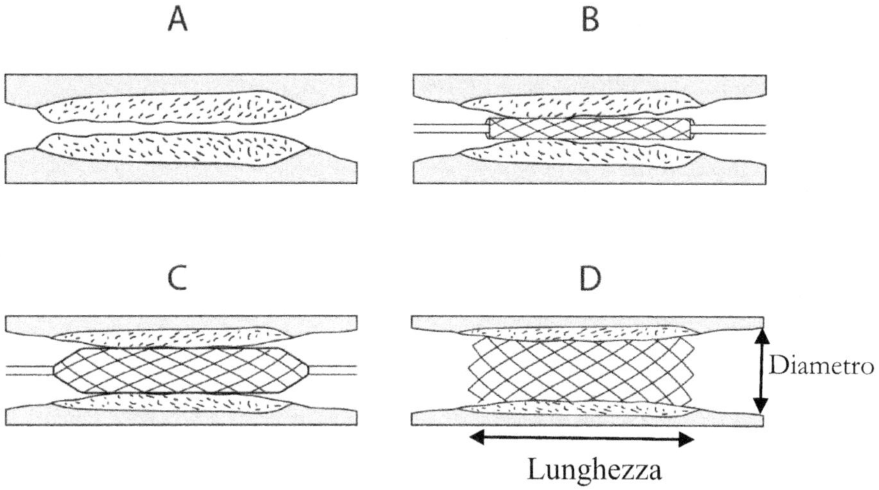

Figura 5.15 Stent. A: Lesione; B: Stent pre-dispiegato in posizione; C: Stent dispiegato; D: Dispositivo rimosso

Aggiunta palloncino: dispositivo di insufflazione

Questo dispositivo viene utilizzato per generare un gonfiaggio controllato di un palloncino o la distribuzione di uno stent montato su palloncino (figura 5.16). L'insufflatore è carico di mezzo di contrasto (ad esempio, contrasto di resistenza di un terzo o quarto). Il mezzo di contrasto nell'insufflatore/palloncino consente la visualizzazione del palloncino in espansione sotto fluoroscopia. La pressione manuale generata dall'operatore viene trasmessa al palloncino attraverso la camera riempita di fluido. La pressione applicata viene misurata dal manometro. Sulla confezione deve essere fatto riferimento alla guida del produttore sull'intervallo di pressione consigliato. Gli insufflatori hanno un meccanismo di bloccaggio che consente di bloccare il palloncino in posizione gonfiata o sgonfia. Grandi siringhe possono anche essere utilizzate per gonfiare palloncini in grandi vasi sanguigni. Tuttavia, la pressione applicata non viene monitorata.

Preparazione

- Caricare l'insufflatore con mezzo di contrasto, senza riempire la camera (figura 5.17).

- Lasciare un po' di spazio nella camera per consentire l'applicazione di pressione negativa dopo che è stato attaccato al palloncino.

- Eliminare l'aria in eccesso.

- Applicare una pressione negativa all'insufflatore dopo il fissaggio alla porta di gonfiaggio. Inclinare l'insufflatore in modo che il fluido riempia l'aspetto inferiore della camera di contrasto e l'aria residua all'interno del pallone e del tratto di conduzione viene spostata nella parte superiore della camera di contrasto prima dell'insufflazione. Ciò riduce al minimo l'artefatto deaterminato dall'aria durante l'insufflazione e il rischio di embolia gassosa nel raro caso in cui il palloncino si rompa durante l'utilizzo.

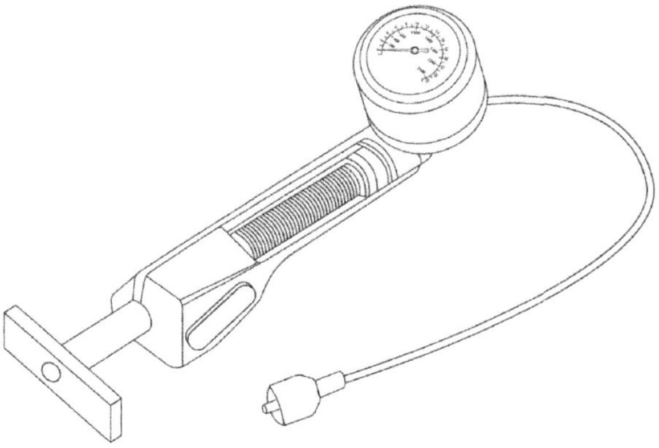

Figura 5.16 Insufflatore

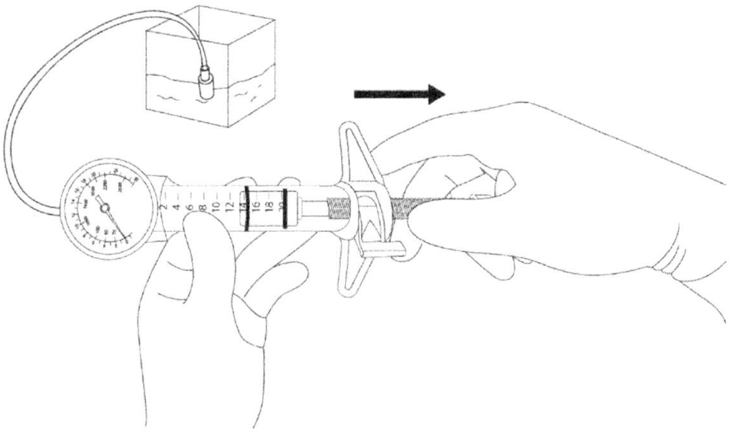

Figura 5.17 A Una sezione parzialmente riempita con contrasto (diluito)

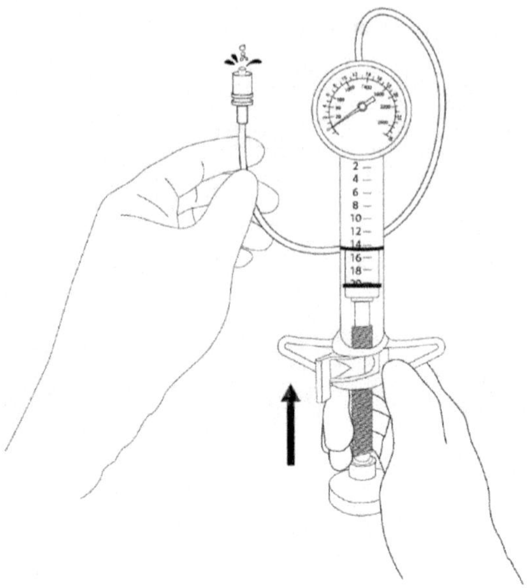

Figura 5.17 B Spurgo dell'aria in eccesso

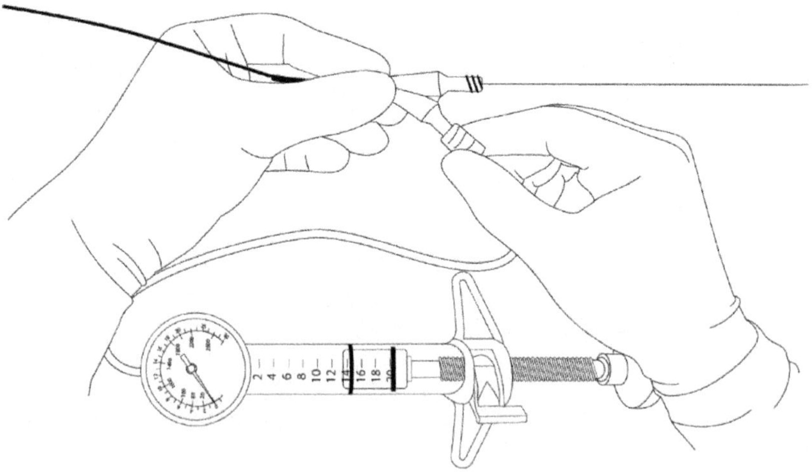

Figura 5.17 C Collegare l'insufflatore alla porta di insufflazione del dispositivo

Dispositivi speciali

Esiste una vasta gamma di dispositivi e impianti per l'intervento nel sistema cardiovascolare oltre a quelli descritti nella sezione precedente. Essi comprendono ma non si limitano a:

- Dispositivi di trombectomia/embolectomia
- Dispositivi trombolitici
- Dispositivi di embolizzazione
- Dispositivi di protezione embolica
- Dispositivi per l'aterectomia
- Dispositivi di fissazione di endograft
- Lacci
- Dispositivi di rientro
- Dispositivi di ablazione
- Dispositivi di riserva di flusso frazionari
- Dispositivi di trasduzione della pressione
- Dispositivi di chiusura dell'appendice atriale
- Valvole e clip

Esiste una notevole variabilità nella progettazione, nel metodo di preparazione e nella distribuzione. Queste descrizioni superano i propositi di questo libro. Tuttavia, possono essere trovati nelle rispettive guide del produttore.

Mezzo di Contrasto

I mezzi di contrasto sono fluidi radiopachi che vengono iniettati nel corpo al fine di delineare l'anatomia sotto fluoroscopia. I mezzi di contrasto sono anche usati per gonfiare i palloncini in modo che la loro espansione possa essere visualizzata in tempo reale. Alcuni dei mezzi di contrasto comunemente utilizzati sono composti contenenti iodio e gas di anidride carbonica. È importante chiedere all'operatore quale tipo e concentrazione di contrasto si desidera. Il contrasto a 1/2 contiene parti uguali di contrasto e soluzione salina. Il contrasto a 1/4 contiene contrasto in una parte e soluzione salina in tre parti.

Siringa

Poiché durante la procedura possono essere iniettati diversi fluidi o farmaci, si consiglia di utilizzare siringhe codificate a colori o etichettate per tenere traccia dei vari contenuti e prevenire l'iniezione errata. Non riempire completamente la siringa con liquido ed eliminare l'aria in eccesso (figura 5.18). Lo spazio extra nella camera lascia spazio all'operatore per applicare una pressione negativa prima di iniettare il contenuto della siringa.

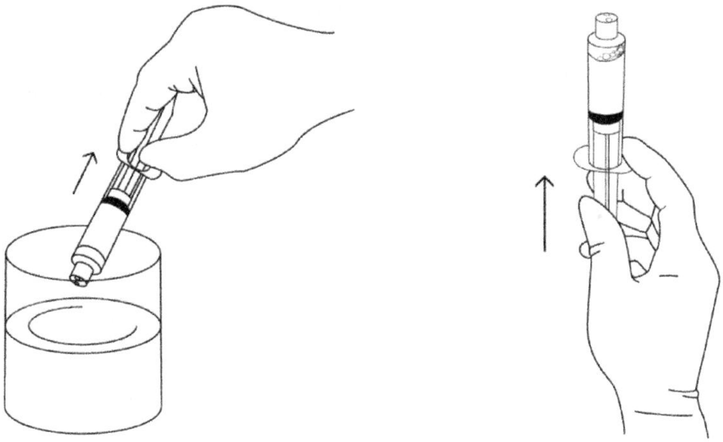

Figura 5.18 Riempimento di una siringa. Caricare parzialmente la siringa ed eliminare l'aria in eccesso. Pertanto, lasciare spazio per la pressione negativa da applicare dopo l'attacco al dispositivo

Strumenti

Bisturi, suture, forbici, pinze, morsetti, garze e righelli radiopachi sono alcune degli strumenti comuni che possono essere utilizzati per queste procedure. Gli strumenti necessari dipendono dalla procedura e sono spesso forniti in pacchetti standardizzati o sono facilmente reperibili nelle sale procedurali.

Dispositivi di chiusura

Alla fine della procedura, l'accesso creato nel vaso deve essere sigillato per prevenire il sanguinamento. A questo scopo è possibile utilizzare sia la pressione manuale che diversi dispositivi di chiusura disponibili in commercio. Vedere il capitolo 6 per la tecnica di chiusura manuale dell'accesso vascolare.

Le procedure basate su fili e cateteri nel letto neurovascolare sono intolleranti ai detriti embolici. Questo giustifica l'adozione di misure supplementari nella preparazione dei dispositivi utilizzati in questo territorio per ridurre al minimo il rischio di ictus. Ulteriori misure adottate per garantire che i dispositivi siano privi di aria o detriti in grado di determinare la formazione di emboli a livello cerebrale possono includere il gonfiaggio e lo sgonfiamento di palloncini e il lavaggio o l'immersione della punta del dispositivo in un fluido prima dell'inserimento. Il tipo e la portata della preparazione variano a seconda del tipo di dispositivo e devono essere comunicati all'operatore.

Le fasi di preparazione del dispositivo che abbiamo descritto in questo capitolo sono generiche e in nessun modo esaustive. Le fasi di preparazione variano a seconda del dispositivo e del produttore. È importante seguire il metodo di preparazione raccomandato dal produttore.

Capitolo 6

ESECUZIONE, COMUNICAZIONE E SICUREZZA

Molti aspetti delle procedure basate su fili e cateteri sono analoghi a una coreografia di danza. Le azioni sono previste e accompagnate senza soluzione di continuità da reazioni prevedibili. La conoscenza e i passi preparatori descritti nei capitoli precedenti culminano nell'esecuzione della procedura. L'obiettivo di queste procedure è diagnosticare un patologia o trattare una lesione. In alcuni casi, la procedura inizia con un obiettivo diagnostico e si evolve per raggiungere obiettivi terapeutici. Gli step dipendono dal tipo di procedura; in alcuni casi esistono più approcci. Una descrizione degli step delle diverse procedure supera i propositi di questo testo, ma alcuni concetti generali per la loro esecuzione sicura e di successo sono descritti di seguito.

Il personale, le attrezzature e la preparazione del dispositivo dovrebbero essere conformi agli standard precauzionali per l'asepsi (sterilità) e la sicurezza dalle radiazioni. Questi includono:

- Coperture per capelli, occhi, naso e bocca
- Precauzioni per minimizzare l'esposizione alle radiazioni come indicato nel Capitolo 3
- Lavaggio delle mani

- Abbigliamento sterile e resistente ai fluidi per tutto il personale all'interno del campo sterile: camici, guanti
- Preparazione sterile delle parti di interesse del paziente
- Preparazione sterile delle superfici e delle attrezzature all'interno del campo sterile: Apparecchio per fluoroscopia, sonde e cavi per ecografia, pannelli controllati dall'operatore, schermi antiradiazioni

La procedura dovrebbe iniziare con una pausa di sicurezza durante la quale vengono verificate l'identità del paziente e del personale, il lato e il sito della procedura, gli obiettivi, le attrezzature, evantuali allergie del paziente e le misure adottate per ridurre il rischio di infezione. È buona pratica incoraggiare tutto il personale presente ad intervenire in qualsiasi momento durante la procedura se si dovesse verificare qualsiasi evento che possa compromettere la sicurezza del paziente o del personale.

Successivamente, la procedura procede nel modo necessario per raggiungere l'obiettivo diagnostico o terapeutico. L'idea generale prevede l'uso di aghi, fili, cateteri e guaine per accedere al sistema vascolare in un punto e poi per navigare la lunghezza, le curve e i rami dell'albero cardiovascolare per raggiungere l'obiettivo diagnostico o terapuetico (figura 6.1). I siti comuni per l'accesso al sistema vascolare includono le sedi radiale, brachiale, ascellare, femorale, tibiale e carotidea. A seconda della posizione, l'accesso può essere percutaneo o a cielo aperto (attraverso un'incisione). I siti di accesso vascolare possono anche essere classificati come anterogradi o retrogradi in relazione alla direzione del flusso sanguigno. Per esempio, l'accesso femorale con l'ago e i dispositivi che si dirigono in direzione caudo-craniale è retrogrado, mentre l'accesso femorale con l'ago e i dispositivi che si dirigono in direzione cranio-caudale è anterogrado. Dopo aver realizzato l'accesso vascolare, i neofiti ed il personale peri-procedurale possono essere necessari per assistere nel recupero, preparazione, sostituzione, applicazione del dispositivo. Da qui, la necessità di avere familiarità con i contenuti di questo libro.

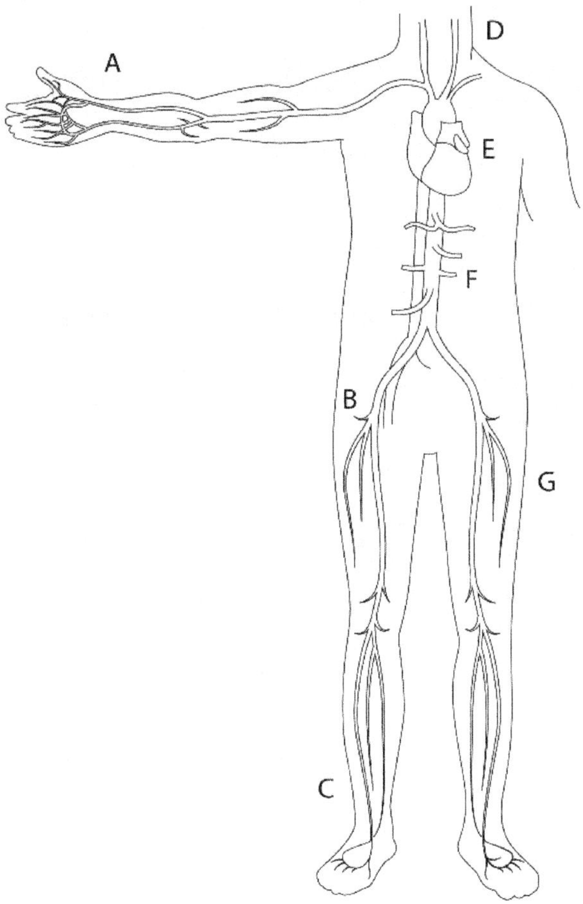

Figura 6.1 Siti di accesso e di intervento. Si può accedere al sistema vascolare in diversi punti come i vasi radiale (A), femorale (B) e tibialie(C) per interventi diagnostici o terapeutici in altri punti come i letti vascolari carotidei (D), coronarici (E), viscerali (F) o delle estremità inferiori (G).

La maggior parte delle procedure comporta diversi scambi di dispositivi/strumenti e il numero di scambi aumenta con l'aumentare della complessità della procedura. È importante identificare i componenti del gruppo che devono muoversi e i componenti che devono rimanere fermi quando si carica o si scarica un dispositivo. Ad esempio, quando si carica un catetere su un filo, il catetere è il componente mobile del gruppo, mentre il filo è statico. Questo principio si applica anche quando si carica una guaina o qualsiasi altro dispositivo su un filo. Al contrario, quando si scarica un dispositivo come un catetere, un palloncino o un sistema di erogazione di stent, il dispositivo che viene scaricato è il componente mobile dell'insieme, mentre il filo e la guaina sono tenuti in posizione. Può essere necessaria l'azione coordinata di due persone per caricare o scaricare in modo efficiente e sicuro un dispositivo senza interrompere la componente statica del gruppo. Stabilizzare entrambe le mani su una superficie rigida durante l'inserimento o lo scaricamento del dispositivo previene la perdita di posizione del filo.

Caricamento del dispositivo

Prima di caricare il dispositivo, occorre prestare attenzione alla lunghezza del corpo del dispositivo (lunghezza di lavoro) rispetto alla lunghezza del filo disponibile all'esterno del corpo. La lunghezza del filo fuori dal corpo dovrebbe essere maggiore della lunghezza di lavoro del dispositivo per garantire che il dispositivo possa essere caricato senza perdere la posizione del filo nel corpo.

La tecnica di caricamento del dispositivo (*pin e push*) può essere realizzata in quattro fasi:

Passaggio 1: caricare la punta del dispositivo sul filo

Passaggio 2: far avanzare il dispositivo sul filo fino a quando l'estremità esterna del filo esce dall'estremità posteriore del dispositivo

Passaggio 3: avanzamento del dispositivo fino a quando la sua estremità anteriore raggiunge il sito di accesso alla guaina/al vaso

Passaggio 4: avanzamento del dispositivo all'interno della guaina/corpo fino a quando l'estremità principale raggiunge la posizione di destinazione

Passaggio 1: riempimento della punta del dispositivo sul filo

Il caricamento della punta di un dispositivo su un filo o l'inserimento di un filo in un catetere può essere semplice o può essere fonte situazioni spiacevoli. La coordinazione manuale e visiva necessaria per caricare la punta di un dispositivo su un filo può essere migliorata facendo leva sulle proprietà tattili e spaziali dei polpastrelli e delle punte. Questo può essere fatto stabilizzando il dispositivo ricevente in una presa stretta tra il polpastrello del dito indice e la punta del pollice (figura 6.2A). Il dispositivo secondario viene quindi inserito utilizzando la mano controlaterale. Questa tecnica è spesso più efficiente del collegamento dei dispositivi nello spazio (figura 6.2B). Il dispositivo che viene fatto avanzare sul filo può anche essere preceduto da una garza umida. Questo elimina ogni residuo di sangue sul filo, lo lubrifica e migliora l'efficienza del trasferimento (figura 6.3).

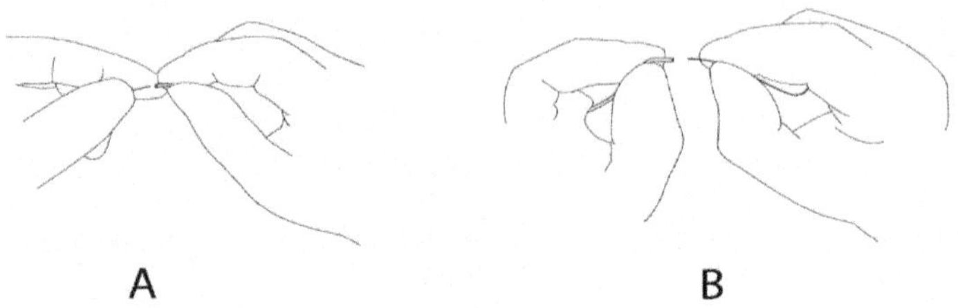

Figura 6.2 I dispositivi di riempimento su un filo sulla punta dell'indice (A) sono spesso più efficienti del riempimento nello spazio (B)

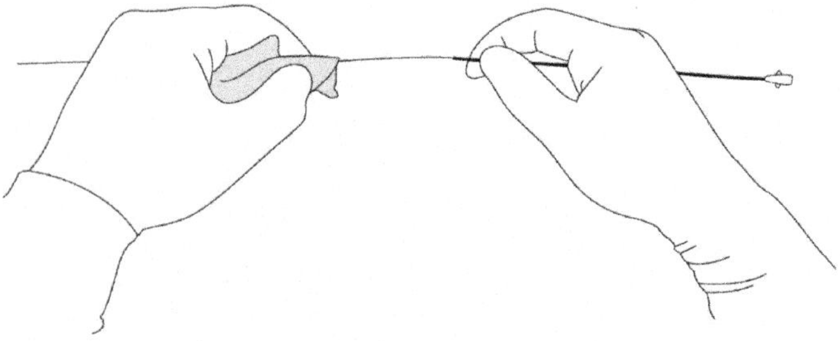

Figura 6.3 Il dispositivo in fase di riempimento può essere preceduto da una garza per lubrificare e sgomberare il filo di detriti.

Passaggio 2: far avanzare il dispositivo sul filo fino a quando l'estremità esterna del filo non esce dall'estremità esterna del dispositivo

- Passaggio 1: Fissare il filo tra la punta del pollice ed il polpastrello dell'indice. Questo viene fatto con la mano (mano 1) che è più vicina alla guaina / accesso vascolare (figura 6.4). Questa manovra mantiene il filo fermo durante la fase di spinta.
- Passaggio 2: Con la seconda mano (mano 2), avanzare l'estremità iniziale del dispositivo sul filo fino a raggiungere la posizione della mano 1 (Figura 6.5 e 6.6).
- Passaggio 3: Spostare la mano 1 in una nuova posizione sul filo lontano dall'estremità principale del dispositivo e più vicino alla guaina/ accesso vascolare / corpo (figura 6.7).

La mano 1 fissa il filo nella nuova posizione per avviare un altro ciclo di passaggi 1, 2 e 3. Questi passaggi vengono ripetuti fino a quando l'estremità esterna del filo non esce dall'estremità posteriore del dispositivo (figura 6.8). A seconda della lunghezza del filo e del dispositivo, potrebbe essere necessario fare in modo che una seconda persona guardi il filo mentre esce dall'estremità esterna del dispositivo e comunicare che questo evento si è verificato. Ad esempio dicendo: "Ho il filo".

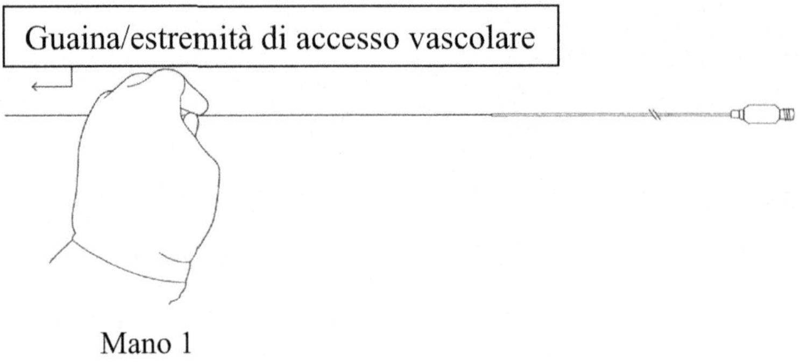

Figura 6.4 Fissare il filo tra la punta del pollice ed il polpastrello dell'indice. Questo viene fatto con la mano (mano 1) che è vicino all'accesso della guaina/accesso vascolare.

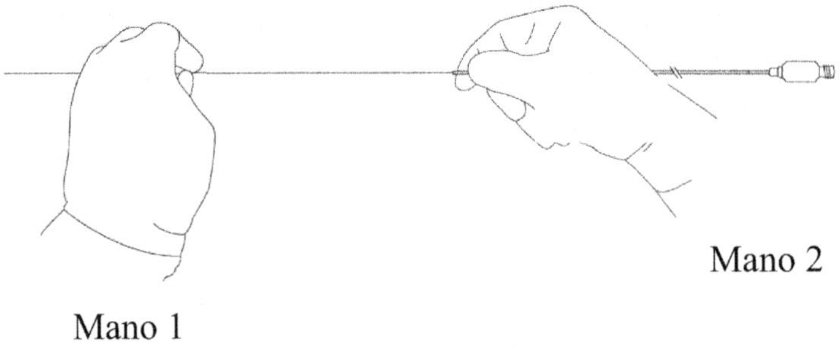

Figura 6. 5 Afferrare l'estremità principale del dispositivo.

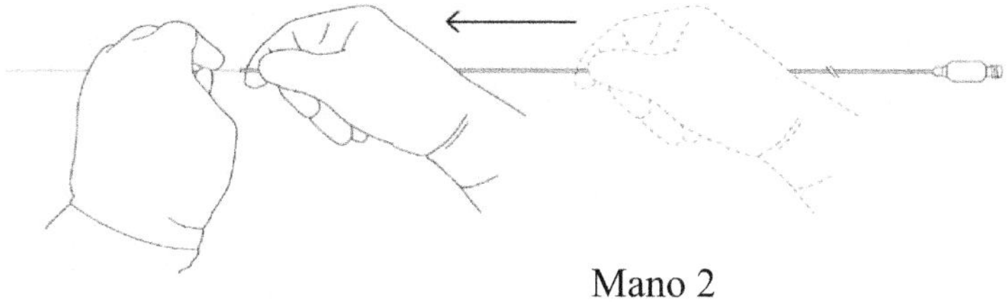

Figura 6. 6 Spingere l'estremità iniziale del dispositivo sul filo fino a raggiungere la posizione della mano 1

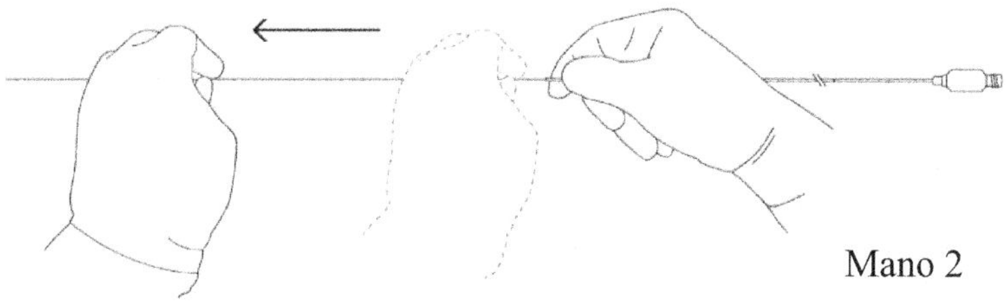

Figura 6. 7 Spostare la mano 1 in una nuova posizione sul filo lontano dall'estremità principale del dispositivo e più vicino al sito di accesso alla guaina/ accesso vascolare / corpo.

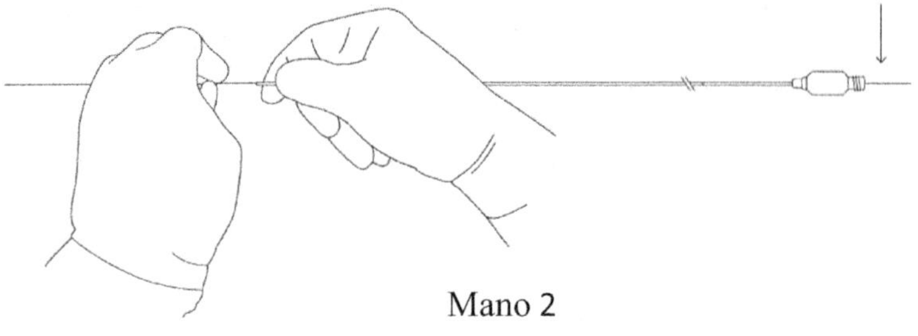

Figura 6. 8 Ripetere la sequenza di fissaggio del filo spingendo il dispositivo su di esso fino a quando l'estremità esterna del filo esce dall'estremità posteriore del dispositivo.

La distanza tra le mani 1 e 2, sulla quale la mano 2 viaggia per far avanzare il dispositivo verso la mano 1 non dovrebbe essere troppo lunga. L'eccesso di "viaggio" può causare deformazione del filo (figura 6.9). D'altra parte, la distanza di viaggio dovrebbe essere abbastanza lunga da realizzare uno scambio efficiente. Questa distanza appropriata varia a seconda del tipo di filo, delle dimensioni del dispositivo, dell'attrito tra dispositivo e filo e dell'esperienza. È giustificata cautela quando si caricano dispositivi con punte speciali. Questi includono punte del dispositivo con rivestimento medicato o componenti che non devono essere toccati o compressi. Si consiglia l'adesione alle raccomandazioni dei produttori.

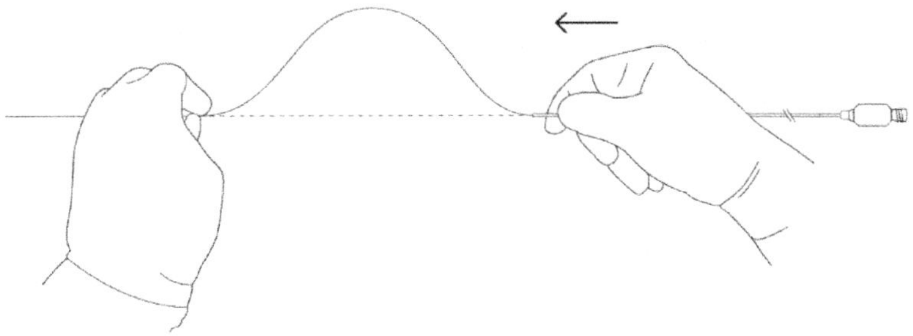

Figura 6. 9 La distanza di "viaggio" durante la fase di spinta non dovrebbe essere troppo lunga per evitare l'instabilità del filo.

Passaggio 3: Far avanzare il filo fino a quando l'estremità iniziale raggiunge la guaina

In una configurazione per una sola persona:

- Passaggio 1: Spostare la mano 2 nel segmento distale del filo all'estremità esterna del dispositivo. Pinzare il filo in questa posizione (figura 6.10).
- Passaggio 2: con la mano 1, far scorrere il dispositivo sopra la rotaia metallica fino a quando l'estremità principale raggiunge il fulcro della guaina/punto di accesso (figura 6.10).

Questa fase può anche essere eseguita con l'aiuto di un assistente, specialmente quando si lavora con un dispositivo o un filo lungo. In questa configurazione, l'assistente pinza il filo distale al dispositivo per formare il filo-rotaia. Quando il dispositivo è grande o l'attrito tra il dispositivo e il filo è significativo. Potrebbe essere necessario che la persona 1 avanzi il dispositivo in più passaggi rispetto a un singolo movimento. In questo caso, la persona 2 dovrebbe seguire l'estremità distale del dispositivo mentre avanza fissare il filo appena distale alla fine. Naturalmente, la persona 2 lascia andare il filo per trasferirsi in una nuova posizione solo quando il dispositivo non viene spostato. In caso contrario, la posizione del filo viene perduta. In alternativa, la seconda persona alterna l'utilizzo delledue mani nel fissare il filo appena distale al dispositivo di avanzamento in modo che il controllo del filo non sia compromesso in nessun istante.

I passaggi della fase 2 potrebbero essere ripetuti fino a quando l'estremità iniziale del dispositivo raggiunge il fulcro della guaina/accesso. Tuttavia, far scorrere il dispositivo con il filo pinzato è spesso più efficiente.

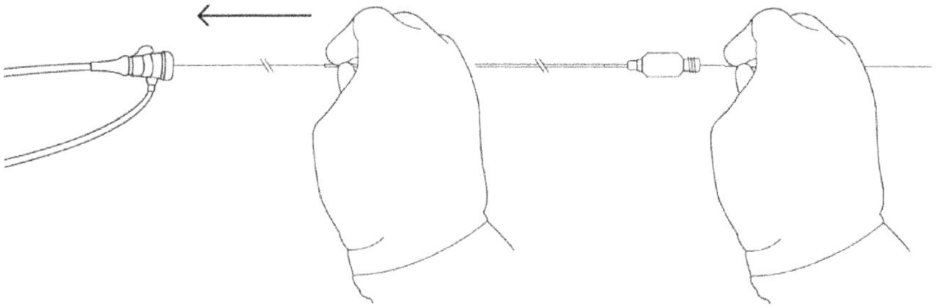

Figura 6. 10 Pinzare il filo distalmente al dispositivo e far scorrere il dispositivo lungo la rotaia metallica fino a quando l'estremità principale raggiunge il fulcro della guaina/punto di accesso.

Passaggio 4: far avanzare il dispositivo all'interno della guaina/corpo fino a quando l'estremità iniziale raggiunge la posizione di destinazione.

Con il binario del filo mantenuto dalla mano 2 o dalla persona 2. Il dispositivo è avanzato fino a quando l'estremità principale raggiunge la posizione di destinazione nel corpo. Questa fase è comunemente compiuta sotto guida fluoroscopica. I suddetti passaggi diventano fluidi ed automatici con la pratica e l'esperienza.

Off-loading del dispositivo

La tecnica *pin-and-pull* nell'*off-loading* del dispositivo può essere eseguita in 2 fasi.

Passaggio 1: estrazione del dispositivo fino a quando l'estremità interna esce dalla guaina/corpo

Passaggio 2: sfilare il dispositivo dal cavo.

Passaggio 1: estrazione del dispositivo fino a quando l'estremità interna esce dalla guaina/corpo

• Passaggio 1: la persona 1 stabilizza la guaina in modo che non si strappi dal paziente quando il dispositivo viene estratto (Figura 6.11). Se il dispositivo che viene ritirato è la guaina di accesso vascolare, allora la persona 1 si prepara a controllare manualmente il sito di accesso (mediante compressione) fino a quando il controllo del sito di accesso vascolare viene ripristinato con un altro dispositivo.

I seguenti passaggi vengono eseguiti dalla persona 2

• Passaggio 2: pinzare il filo con la mano più lontana dal dispositivo (mano 1). Questa stabilizza il filo in modo che non si muova durante la fase di trazione (figura 6.11).

• Passaggio 3: con la mano 2, tirare il dispositivo sul filo fino a quando il fulcro non raggiunge la posizione della mano 1 sul filo (figura 6.11).

• Passaggio 4: riposizionare la mano 1 in una posizione lontana dal dispositivo sul cavo e fissare il cavo in questa posizione (figura 6.12).

Questa sequenza di legare il filo e tirare il dispositivo su di esso viene ripetuta (Figura 6.13 e 6.14) fino a quando l'estremità interna del dispositivo esce dalla guaina (figura 6.15). A questo punto, il personale 1 blocca il filo in questa posizione e comunica che il dispositivo è uscito dalla guaina. Ad esempio dicendo: "Ho il filo".

Passaggio 2: far scorrere il dispositivo dal filo.

• Passaggio 1: la persona 1 fissa il filo tra la guaina e l'estremità interna del dispositivo e comunica che ciò è stato fatto (figura 6.15).

• Passaggio 2: la persona 2 fa scorrere il resto del dispositivo fuori dal cavo.

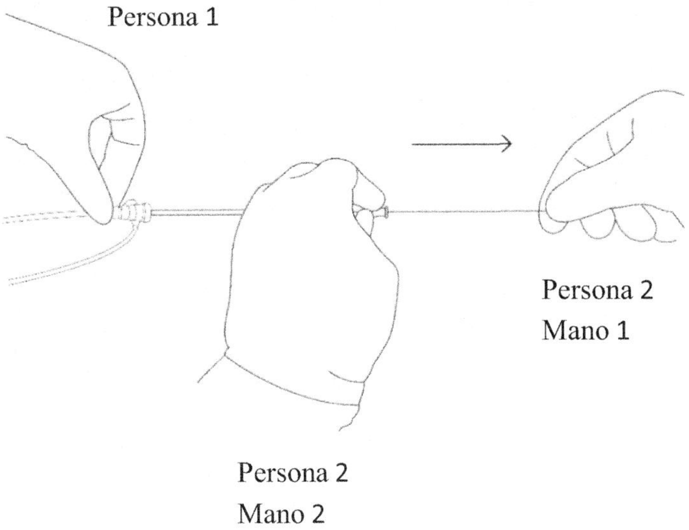

Figura 6.11 La persona 1 tiene la guaina. Persona 2-mano 1 pinza il filo. La persona 2-manio2 tira il dispositivo

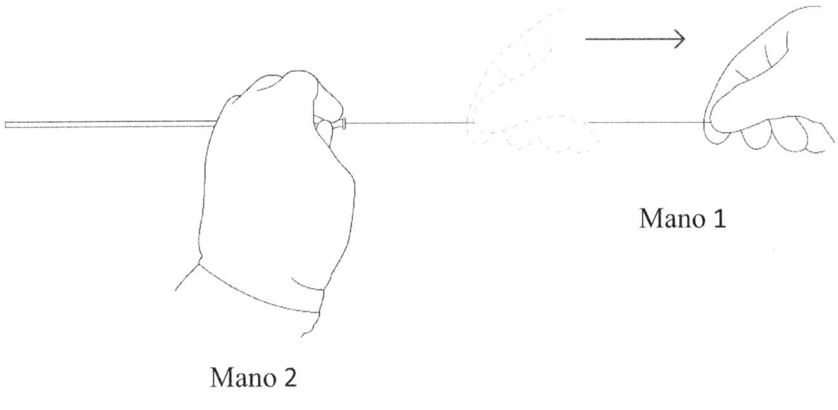

Figura 6.12 La mano 1 si sposta in una nuova posizione sul filo

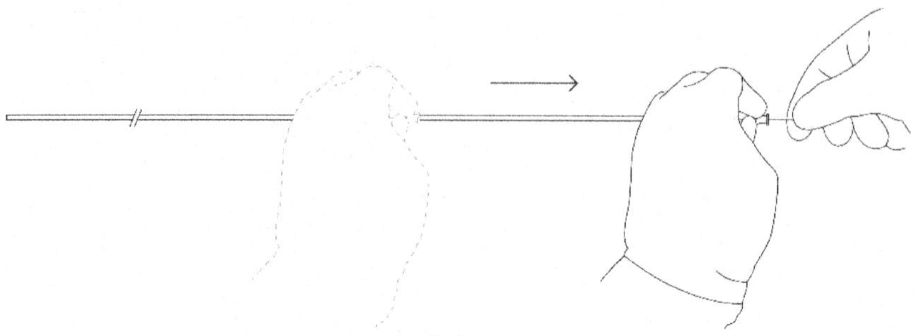

Figura 6.13 La mano 2 tira il dispositivo verso la mano 1

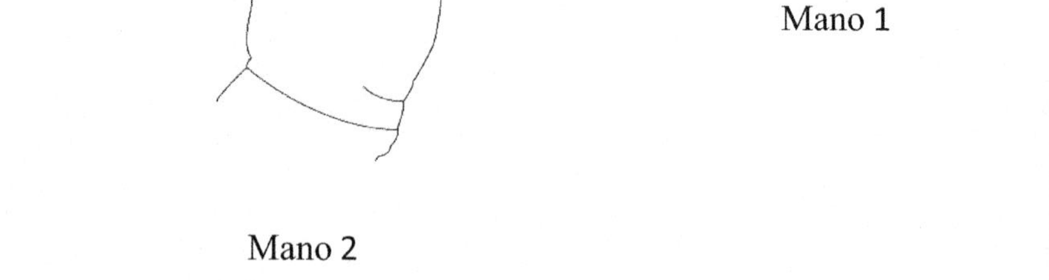

Figura 6.14 La mano 1 si sposta in una nuova posizione sul cavo

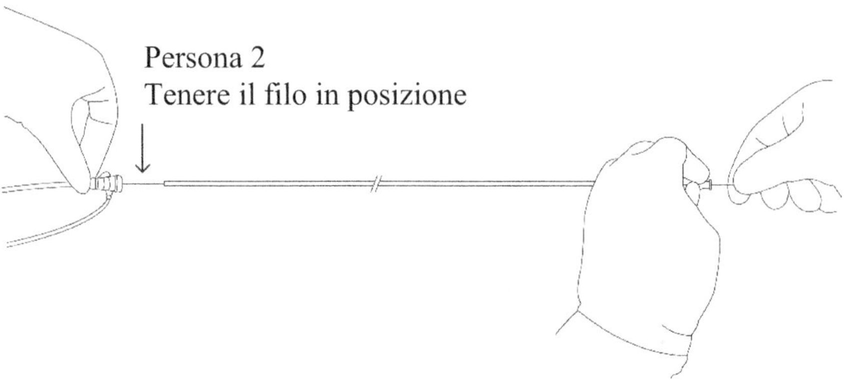

Figura 6.15 La persona 1 fissa il filo tra la guaina e l'estremità del dispositivo e comunica che ciò è stato fatto.

Simile a quando si carica un dispositivo, la distanza tra entrambe le mani (su cui verrà eseguita la fase di trazione) dovrebbe essere breve in modo che il filo non si annodi. Questa distanza dovrebbe pero' essere lunga abbastanza da consentire uno scarico efficiente. Il miglioramento dell'efficienza e della sicurezza si ottiene con la pratica e l'esperienza.

Gli scambi di dispositivi su fili idrofili meritano ulteriore cautela. Questi fili sono appiccicosi quando sono asciutti, da cui la necessità di essere puliti dopo ogni uso e inumiditi prima dell'uso. I dispositivi di carico preceduti da garza umida sono utili a questo proposito. Al contrario, i fili idrofili sono scivolosi quando sono bagnati e soggetti a perdita di controllo. L'impugnatura delle dita, come descritto in precedenza (figura 5.3) è utile a garantire il controllo manuale degli stessi. Le tecniche per il monitoraggio della posizione del filo possono essere utilizzate per riconoscere e porre rimedio allo spostamento del filo. Queste tecniche sono:

- Conferma continua della posizione dell'estremità interna del filo sotto fluoroscopia man mano che lo scambio del dispositivo procede.
- Marcatura e monitoraggio dell'estremità esterna del filo su una superficie statica. Per fare ciò, la posizione dell'estremità esterna del filo è contrassegnata sul tavolo con un marcatore o un oggetto prima dello scambio del dispositivo. La posizione dell'estremità esterna del filo viene monitorata rispetto a questo segno man mano che viene effettuato lo scambio. Naturalmente, l'estremità interna del filo può ancora essere dislocata se il filo si piega in qualsiasi zona tra le estremità interne ed esterne, da cui la necessità di mantenere meticolosamente la posizione rigida del filo.

Perdita dell'accesso

Una volta ottenuto l'accesso al sistema vascolare ed all'obiettivo, è importante mantenerlo. La perdita dell'accesso dovuta al dislocamento del filo, del catetere o della guaina può essere fonte di frustrazione per diversi motivi:

- L'accesso vascolare ed il passaggio attraverso l'albero cardiovascolare fino al bersaglio possono richiedere molto tempo. La perdita dell'accesso richiede manovre ripetute che allungano la durata della procedura.
- La dislocazione incontrollata in avanti comporta il rischio di perforazione, dissezione ed embolizzazione.
- Le manovre per riguadagnare l'accesso aumentano il rischio di embolizzazione, dissezione e altre complicanze.
- La perdita di accesso al sito di ingresso vascolare porta al sanguinamento.
- Può essere impossibile riguadagnare l'accesso, compromettendo così il successo della procedura.

Una configurazione che dà la priorità all'organizzazione, all'eliminazione dell'effetto della gravità sui dispositivi, alla comunicazione e al meticoloso scambio di dispositivi è la chiave per evitare la perdita di accesso e i rischi sopra citati.

- Evitare il disordine del tavolo per lo strumentario organizzando i dispositivi tra un uso e l'altro in modo facilmente recuperabile. Scartare le confezioni e i dispositivi che sono certi di non essere riutilizzati.

- Usare le estensioni del tavolo lungo l'asse di accesso per fornire supporto ai dispositivi e impedire il movimento involontario sotto l'influenza della gravità (figura 6.16).
- Comunicare chiaramente.
- Scambiare meticolosamente i dispositivi.

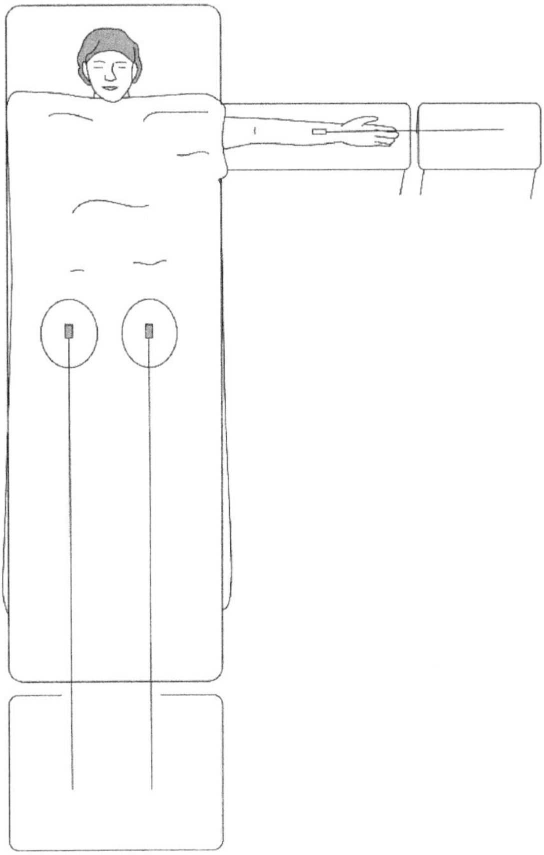

Figura 6.16 Le estensioni del tavolo lungo l'asse di accesso possono stabilizzare i dispositivi, fornire una superficie di supporto per gli scambi e ridurre al minimo lo spostamento e la perdita di accesso

Chiusura

La posizione anatomica, le caratteristiche del vaso, le dimensioni del foro praticato nel vaso e il grado di anticoagulazione sono alcuni dei fattori considerati quando si sceglie come chiudere i punti di accesso vascolare. La pressione manuale o un dispositivo di chiusura possono essere utilizzati per sigillare il foro praticato nel vaso. La descrizione dei vari dispositivi di chiusura supera lo scopo di questo testo. Tuttavia, i dettagli della loro descrizione, preparazione e utilizzo sono forniti dai produttori.

La pressione manuale è un metodo affidabile per la chiusura del sito di accesso. L'obiettivo è quello di applicare una pressione sul foro del vaso abbastanza a lungo da permettere al coagulo di sigillarlo e di consentirne la guarigione nel tempo. È importante capire i rapporti anatomici nel sito di accesso per sigillare efficacemente il foro e prevenire le complicanze. Quando si ottiene un accesso vascolare, l'ago è diretto ad angolo e passa attraverso la pelle e il tessuto sottocutaneo prima di perforare il vaso (Figura 6.17). La distanza del foro nel vaso dalla puntura della cute sul piano orizzontale dipende dall'angolo di entrata dell'ago e dalla profondità del tessuto sottocutaneo. L'obiettivo della chiusura dell'accesso vascolare deve essere diretto a sigillare il foro nel vaso. La pressione digitale applicata uno o due centimetri prossimalmente alla puntura cutanea è solitamente sufficiente (Figura 6.18).

Il sistema venoso è meno pressurizzato del sistema arterioso, quindi la durata e la quantità di pressione necessaria per sigillare una puntura venosa è inferiore a quella necessaria per sigillare una puntura arteriosa. La durata della pressione manuale deve essere discussa con l'operatore. Una tecnica impropria o una durata inadeguata della chiusura manuale possono portare a complicanze potenzialmente pericolose per la vita, come il sanguinamento e la formazione di pseudoaneurismi.

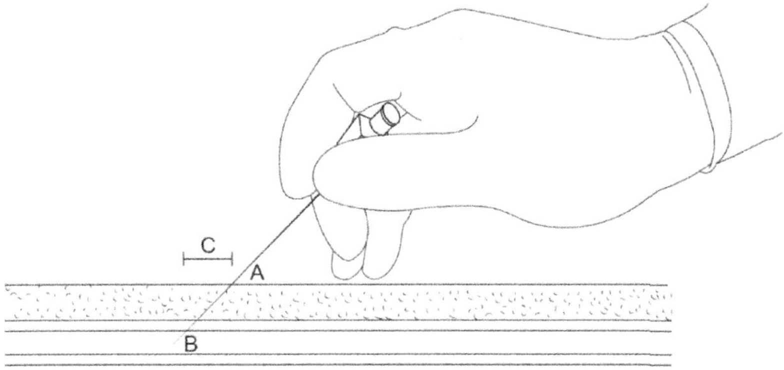

Figura 6.17 Accesso vascolare. A: sito di puntura della cute, B: sito di puntura del vaso, C: distanza tra i siti di puntura della cute e del vaso sul piano orizzontale.

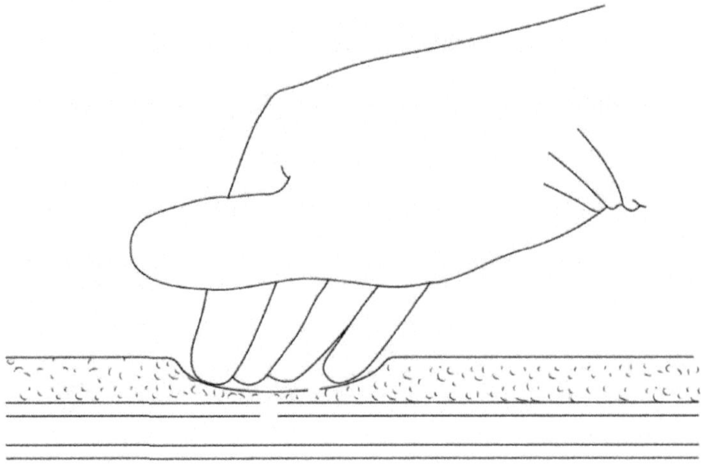

Figura 6.18 Chiusura del sito di accesso vascolare mediante pressione manuale

Comunicazione

Il lavoro di squadra necessario per completare in maniera sicura, efficiente e con successo una procedura dipende in gran parte da una comunicazione efficace. Un processo in due fasi di richiesta e lettura verbale prima dell'esecuzione di un'azione è raccomandato per confermare la comprensione comune. Questo processo è particolarmente importante quando si tratta di richieste di estrarre strumenti o dispositivi dal corpo, perché l'incomprensione di queste richieste può comportare la perdita dell'accesso. Le azioni sull'insieme filo-dispositivo sono spesso accompagnate da una reazione concomitante. La comunicazione favorisce la sincronia delle azioni, mentre l'asincronia può provocare un'indesiderata perdita di accesso, un cattivo dispiegamento, lesioni o altri incidenti. La mancanza di azione può rendersi necessaria in altri momenti durante la procedura. Questi dovrebbero essere comunicati chiaramente e chiariti se necessario. La necessità di una comunicazione solida non può essere enfatizzata troppo. Alcune affermazioni comunemente fatte durante la procedura includono:

"Ho il filo"

"Mi sto aggrappando al filo".

"Sto lasciando andare il filo".

"Hai detto di estrarre il filo, giusto?"

"Sto tenendo la guaina."

"Sto tirando fuori il catetere"

"Sto tirando la guaina"

La comunicazione è una parte cruciale dell'esperienza e della soddisfazione del paziente. Sebbene la procedura e l'ambiente possano essere familiari al personale, non sono familiari al paziente. A un paziente sveglio dovrebbe essere detto cosa sta succedendo e il personale dovrebbe informarsi e affrontare l'ansia, il dolore o altri stimoli. È importante comunicare in modo professionale in ogni momento. I pazienti possono percepire l'atmosfera nella sala operatoria, sia essa cordiale o meno; questo può influire sulla loro soddisfazione generale. Il ricordo da parte dei pazienti di una condotta o comunicazione non professionale durante una procedura può minare l'efficacia di una procedura altrimenti perfettamente riuscita dal punto di vista tecnico. È possibile ascoltare, trattenere e ricordare le conversazioni anche se sedati.

Sicurezza

La sicurezza del paziente e del personale è la massima priorità. La conoscenza e l'abilità sono elementi chiave nella sicurezza della procedura. È importante che il personale si faccia sentire quando nota un evento imminente, in corso o passato che costituisce un rischio per la sicurezza del paziente o del personale. Di conseguenza, è importante promuovere una cultura in cui il personale possa parlare liberamente dei problemi di sicurezza ed esprimere idee per il miglioramento della qualità. I casi in cui è obbligatorio parlare includono, ma non sono limitati a, un'interruzione nella tecnica sterile o nella protezione dalle radiazioni.

Possono verificarsi complicanze e l'impatto complessivo di una complicanza dipende dalla tempestivita' nel riconoscerla e trattarla adeguatamente. Sanguinamento, ematoma e perdita di segnali / impulsi arteriosi dell'estremità distale sono alcune delle complicanze che possono essere riconosciute da qualsiasi membro del team. Un intervento rapido e' fondamentale per limitarne gli effetti.

Unità comuni di misura, ed esempio di aghi, fili, cateteri, guaine, palloncini e stent

Aghi

Diametro *(Calibro): 18Ga, 21Ga

Fili

Diametro (pollici): 0,010, 0,014, 0,018, 0,035 pollici...

Lunghezza (centimetri): 45cm, 150cm, 180cm, 260cm, 300cm...

Cateteri

Diametro **(francese): 3 Fr, 4Fr, 5Fr, 8Fr...

Lunghezza (centimetri): 65cm, 100cm, 125cm...

Guaine

Diametri (francese): 4fr, 5Fr, 6Fr, 12Fr...

Lunghezza (centimetri): 10cm, 40cm, 70cm...

Palloncini

Diametro (millimetri): 3mm, 4mm, 6mm...

Lunghezza (millimetri): 20mm, 40mm, 60mm...

(centimetri): 2cm, 4cm, 6cm...

Lunghezza dell'albero (centimetri): 75 cm, 80 cm, 125 cm, 135 cm...

Stent

Diametro (millimetri): 3mm, 4mm, 6mm...

Lunghezza (millimetri): 20mm, 40mm, 60mm...

**(centimetri): 2cm, 4cm, 6cm...

Lunghezza dell'albero (centimetri): 75 cm, 80 cm, 125 cm, 135 cm...

*Nel sistema di misurazione, il diametro diminuisce con l'aumentare del numero di calibro. Quindi, l'ago 21Ga ha un diametro inferiore rispetto all'ago 18Ga.

**Nel sistema di misurazione francese, il diametro aumenta con l'aumento del numero francese.

La lunghezza di un palloncino o di uno stent può essere descritta in cm. Pertanto, la conversione metrica tra mm e cm dovrebbe essere conosciuta.

Printed in Dunstable, United Kingdom

91218884R00060